PT・OT・ST イラスト・図解でまるわかり！

「こんなことも知らないの？」
と
言われないための
リハビリの基本のキホン

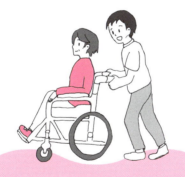

監修
飯山準一 熊本保健科学大学教授

執筆
久保高明　吉田真理子　大塚裕一　戸渡洋子
中原和美　爲近岳夫　宮本恵美　高島利　木村伊津子

Kinpodo

執筆者一覧

監 修
　飯山準一　　　熊本保健科学大学保健科学部リハビリテーション学科理学療法学専攻

執 筆
　久保高明　　　熊本保健科学大学保健科学部リハビリテーション学科理学療法学専攻
　中原和美　　　熊本保健科学大学保健科学部リハビリテーション学科理学療法学専攻
　吉田真理子　　熊本保健科学大学保健科学部リハビリテーション学科生活機能療法学専攻
　爲近岳夫　　　熊本保健科学大学保健科学部リハビリテーション学科生活機能療法学専攻
　大塚裕一　　　熊本保健科学大学保健科学部リハビリテーション学科言語聴覚学専攻
　宮本恵美　　　熊本保健科学大学保健科学部リハビリテーション学科言語聴覚学専攻
　戸渡洋子　　　熊本保健科学大学保健科学部看護学科
　高島　利　　　熊本保健科学大学保健科学部看護学科
　木村伊津子　　熊本保健科学大学客員教授

イラスト
　加藤麻未　　　熊本保健科学大学言語聴覚学専攻4年生
　野尻奈央　　　熊本保健科学大学言語聴覚学専攻4年生

監修のことば

　私が大学で学んでいた平成始めのころは，日本の高齢化率は10％を超えたばかりで"これからやって来る高齢化社会"でした．それから30年の月日を経て時代も令和となり，今では30％間近な"超高齢社会"となりました．高齢者が増えれば当然介護を要する人が増え，平成30年度の厚生労働省の報告では，65歳以上に限っても既に要介護者は600万人を超えています．一方，64歳以下の身体障害者数は120万人程度ですので，我が国の人口をざっと一億と考えれば，7％程度の割合で介護を必要とされる方々がいる計算となります．一見それほど多くは感じないかもしれませんが，地方を中心とした高齢化率の高い地域では介護はとても身近，かつ"老老介護"という言葉に代表されるように深刻な問題です．介護負担を軽減するためには，いかに残された機能を維持するか，リハビリテーションが重要なことは既に皆さんご承知のことでしょう．

　人間は環境の変化に様々な手段を講じて適応する生き物です．"超高齢社会"が進むにつれて世の中も変わってきました．老いゆく親世代の現実を目の当たりにして，中壮年世代を中心に健康意識がとても高まりました．また介護予防の認識も広く浸透してきました．本書はメディカルスタッフを目指す学生の皆さんや卒業間もないメディカルスタッフ向けに書かれていますが，これから大切なことは，家族を中心に要介護者の方々を取り巻く人々に正しい知識を広げ，浸透させていくことです．介護される方を第一に考えることは当然として，より合理的な身体的負担の少ない介助法を身に付けることで，介護者の身体的な健康が守られ，ひいては介護負担感の軽減にもつながり，それは介護者の精神的健康にも影響してくるでしょう．そして最終的には介護する側の健康が，介護される側の幸せにもつながるはずです．

　人が一生を終えるということは決して楽なことではなく，どんな人でも歳を重ね，何らかの障害が加わりながら最期へ向かうのです．我々メディカルスタッフは人の一生とどう向かい合えば良いでしょうか．老いや死をただ悲しむだけではなく，自然の摂理として受け入れ，また他人事ではなく自分もやがてそうなることを自覚し，対象者の心の内を慮りながら寄り添う姿勢が大切です．回復を目指すことだけがリハビリテーションではありません．最期の時へ向けて充実した日々を送るためメディカルスタッフが出来ることは何か．リハビリテーションチームで日々考え，語り合い，困難を皆で解決していきましょう．

　リハビリテーションチームは神輿担ぎのようなものです．機能構造上の問題はもちろん，活動制限や参加制約，心理社会的なハンディキャップに至るまで解決を目指すリハビリテーション神輿には患者さんの人生そのものの重みがあります．一人二人ではとても担げないので，皆でワッショイワッショイ声を合わせて担ぎます．同じ方向を目指して神輿を担ぎます．本書も多職種のチームが力を合わせて出来上がりました．本書がこれからのリハビリテーション神輿の主役となる皆さんの益々の成長の一助となれば幸いです．

飯山準一

本書の目的と内容

　本書の目的は，理学療法士，作業療法士，言語聴覚士などを目指している学生や現在すでに病院や施設でリハビリテーションに関わっている経験の少ないセラピストが，援助対象者のADLをサポートするための基本的な知識と技術を習得してもらうことにあります．

　ちなみにADLとは，「Activity of Daily Living」の略で，私たちがごく当たり前に行っている日常生活動作のことです．具体的には，食事，トイレ，入浴，洗顔，着替え，歩行など日常生活を送る上で，必要とされる様々な身の回りの動作のことです．

　例えば，片麻痺の方がベッドからトイレへ行って部屋に帰ってくることで考えてみます．その際，必要な行動を順に並べると，①寝返る，②手で支えながら起き上がる，③ベッド上に座る，④立ち上がる，⑤歩いてトイレまで行く，⑥ズボンや下着を下ろす，⑦排泄を行う，⑧ズボンや下着を上げる，⑨ベッドに戻ってくる，以上，トイレに行くだけでも，これだけ多くの動きが想定されます．そして，時にはそれぞれの動きのサポートが必要となります．

　今回の著書では学生や経験の少ないセラピストが上記のような状況でどのように対象者をサポートすればよいか，理解しやすいようにイラストを多用し，ADLに関連する様々な状況を想定し，具体的な対応方法を時系列に解説しました．また，基本的には見開きページで項目を完結させるような作りにしています．まずはそれぞれの項目毎にイラストを参考にイメージしていただき，その後，学生同士やセラピスト同士で実体験していただけるとより理解が深まると思います．

　加えて，看護師によるバイタルサインの見方，観察や測定の仕方も解説しています．対象者をサポートしている時にも，対象者の体調の変化が起こる可能性があります．その際の対処法として，今回のバイタルサインに関する知識，観察や測定の仕方を習得し役立てていただきたいと思います．

　最後にこの書がセラピストを目指す学生や経験の浅いセラピストの皆さんに大いに役に立つことを願っています．

監修，執筆者一同より

A　かかわり方に対する提言

Ⅰ：すべての職種からの提言 ……………………………………… 2
- 1．安心をもたらす態度 ……………………………………… 2
- 2．注意すべき態度 …………………………………………… 3

B　各職種からの提言

Ⅰ：看護師からの提言 ……………………………………………… 6
- 1．バイタルサイン …………………………………………… 6
  - （1）血圧 ………………………………………………… 6
  - （2）脈拍 ………………………………………………… 8
  - （3）呼吸 ………………………………………………… 9
  - （4）体温 ………………………………………………… 10
  - （5）意識 ………………………………………………… 12
- 2．感染防止 …………………………………………………… 15

Ⅱ：理学療法士からの提言 ………………………………………… 20
- 1．姿勢保持場面 ……………………………………………… 20
  - （1）背臥位 ……………………………………………… 20
  - （2）ギャッジアップ位 ………………………………… 22
  - （3）車いす座位 ………………………………………… 24
- 2．起居場面 …………………………………………………… 27
  - （1）寝返り（背臥位〜側臥位） ……………………… 27
  - （2）起き上がり動作 …………………………………… 30
  - (3-a) 座位からの立ち上がり動作 …………………… 34
  - (3-b) 床からの立ち上がり動作 ……………………… 38
- 3．移乗場面 …………………………………………………… 44
  - （1）車いす・ベッド間の移乗 ………………………… 44
  - （2）車いす・トイレ間の移乗 ………………………… 48
  - （3）車いす・乗用車間の移乗 ………………………… 52
- 4．移動場面 …………………………………………………… 57
  - （1）装具装着 …………………………………………… 57
  - (2-a) 平地の歩行移動 ………………………………… 61

（2-b）坂道の歩行移動 ………………………………………………… 68
　　　（2-c）階段の歩行移動 ………………………………………………… 71
　　　（3-a）平地の車いす移動 ……………………………………………… 78
　　　（3-b）坂道の車いす移動 ……………………………………………… 84
　　　（3-c）段差の車いす移動 ……………………………………………… 86

Ⅲ：作業療法士からの提言 …………………………………………………… 90

1．更衣場面 ………………………………………………………………… 90
　　　（1-a）上衣：前開きシャツ …………………………………………… 90
　　　（1-b）上衣：かぶりシャツ ………………………………………… 100
　　　（2）下衣 ……………………………………………………………… 110
　　　（3）靴 ………………………………………………………………… 119
　　　（4）靴下 ……………………………………………………………… 123

2．排泄場面 ……………………………………………………………… 127
　　　（1）トイレ …………………………………………………………… 127
　　　（2）ポータブルトイレ ……………………………………………… 130
　　　（3）尿器 ……………………………………………………………… 134
　　　（4）おむつ …………………………………………………………… 137

3．入浴場面 ……………………………………………………………… 143
　　　（1）洗体 ……………………………………………………………… 143
　　　（2）浴槽 ……………………………………………………………… 148

4．整容場面 ……………………………………………………………… 158
　　　（1）歯磨き …………………………………………………………… 158
　　　（2）義歯 ……………………………………………………………… 162
　　　（3）爪切り …………………………………………………………… 166
　　　（4）髭剃り …………………………………………………………… 168
　　　（5）整髪 ……………………………………………………………… 171

Ⅳ：言語聴覚士からの提言 ………………………………………………… 174

1．食事場面 ……………………………………………………………… 174
　　　（1）姿勢 ……………………………………………………………… 174
　　　（2）介助 ……………………………………………………………… 176
　　　（3）食形態 …………………………………………………………… 179

2．コミュニケーション場面 …………………………………………… 182
　　　（1）理解 ……………………………………………………………… 182
　　　（2）表出 ……………………………………………………………… 183

索　　引 ……………………………………………………………………… 185

A
かかわり方に対する提言

I　すべての職種からの提言

1. 安心をもたらす態度

　病気や障害，高齢などが原因で身体の機能が不自由になった方々は身体的・心理的痛みを抱えています．そのような方を対象とするリハビリテーションは，まず心の平穏を取り戻させ，やる気を引き出すことが大切なポイントです．そのためには安心と希望あるリハビリテーションプログラムを提示する必要があります．

　理解しておくべき対象者の心理状態の例として，ショック，混乱，否認，怒り，悲しみ，喪失感，無力感，孤独感，疎外感，絶望感，不安，防衛的態度などがあります．これらの心理状態を和らげ，意欲を引き出すための介助者の態度について以下に述べます．

❖ 対象者の立場で考える態度
　対象者のショックや喪失感などを可能な限り理解するよう努め行動しましょう．

❖ 安心感を届ける態度
　優しく，しっかりと支援します．受け止めきれない辛さや絶望感に対して「大丈夫，私たちがついている」ということを伝えましょう．

❖ 安全な場を提供する態度
　物理的および心理的に圧迫感や侵襲がない場を提供しましょう．「ここでは私は焦りや背伸びから解放されて安心できる」と感じさせることが大切です．

❖ よりそう態度
　対象者を見守り，前に進めるよう支援しましょう．不安や孤独感を和らげ，「回復に向けて進んでいこう」という前向きなエネルギーを引き出すことを意識します．

❖ 耳を傾ける態度
　対象者の声を聴くよう努めましょう．質問したらできるだけ待つことを心掛け，声を出せない場合は「あなたがおっしゃりたいことは○○ということですか？」など引き出す対応を行います．

❖ 共感する態度
　怒りや悲しみ，孤独感や疎外感などを介助者自身も深く理解するように努めましょう．

❖ 能力を引き出し自立と社会参加を意識させる態度
　成功体験を積み重ね，自信と能力を回復できるように対象者の能力や可能性を信じているという態度を示しましょう．その際，対象者に尊敬の念を持って支援することは当然のことです．

2．注意すべき態度

　対象者の心理を学習することは，適切で有効な対応を選択するための近道です．対象者に常に最良の態度で接するためには学習や研鑽は欠かせません．自身では十分に対象者に配慮していると意識していても，対象者からは，そのようにまったく感じてもらえない場合もあります．専門家だからこそ陥りがちで注意すべき態度の例を以下に挙げます．

人としての配慮を怠る態度

　対象者を下に見るような言動，立て続けに否定的な言動に気をつけましょう．介助者も知らず知らずのうちに言葉や態度が横柄になりがちです．対象者のプライドを傷つけ，信頼関係が得られなくなる可能性もあることに注意すべきです．医療の世界では専門家がセラピーを提供し，対象者がそれを受けるということで上下関係に陥りがちです．そのつもりでなくとも，専門家が行う教授・指示・禁止などは対象者を支配しかねません．そのことを肝に銘じておく必要があります．

過度な接し方と見なされる態度

　対象者に対して「やってあげる」「決めてあげる」「失敗させないように根回しする」「責任を感じなくてすむようにする」などの過度に保護するような干渉は控えるべきです．最良の接し方はそれを必要としている対象者に，必要な時期や期間だけ，必要な場面にするべきです．対象者が社会で生活していくためには，日常生活動作や社会生活スキルは可能な限り自立してできるようになること，人生にかかわる様々な選択を自立して決定していくことなどが必要になります．その点を常に意識した最良の接し方を提供できるようにしましょう．

B

各職種からの提言

I 看護師からの提言

1. バイタルサイン

　バイタルサインとは，"生きている兆候"のことであり，「体温」「血圧」「脈拍」「呼吸」「意識」をその指標とします．これらを測定する目的は，対象者の身体・精神面の変化の徴候をいち早く捉えることにあります．

　また，測定値のみに頼るのではなく，対象者の顔色，表情（不安そうな顔貌など），発汗，自覚症状などもあわせて観察し，客観的・主観的に徴候をつかむことも重要です．

> **ポイント整理**
>
> 　定期的な測定では，同じ条件下で，つまり測定側（部位）や時間を統一しましょう．また対象が緊張すると自律神経の影響で数値が変化することもあります．対象者がリラックスした気分で測定できるように心がけましょう．
>
> 　測定した数値は速やかに間違いなく記録することも大切です．基準値を外れる数値，あるいは普段と異なる測定値であった場合には，主治医などに速やかに報告し，指示を仰ぎましょう．

（1）血圧

　血圧とは，血液が血管内を流れる時に血管壁にかかる圧のことです．血圧は，心拍出量と血管抵抗で決まり，心臓・血管の機能状態を示し，その時の循環機能の状態を間接的に把握できます．血圧に影響を及ぼす要因は，日中差，体位，年齢，性差，体格，入浴，運動，精神的ストレス，気温，飲酒などがあります．

　運動，食事，入浴などは血圧に変動を与えるため，その影響がない時に測定します．

　わが国の成人においては，高血圧治療ガイドライン2014（表1）による基準が設けられており，これを目安に血圧管理を行うことが推奨されています．

　正常血圧：収縮期（最高）血圧 120～129 mmHg かつ/または
　　　　　　拡張期（最低）血圧 80～84 mmHg（成人）

表1　成人における血圧値の分類（mmHg）

分類		収縮期血圧		拡張期血圧
正常域血圧	至適血圧	< 120	かつ	< 80
	正常血圧	120-129	かつ/または	80-84
	正常高値血圧	130-139	かつ/または	85-89
高血圧	Ⅰ度高血圧	140-159	かつ/または	90-99
	Ⅱ度高血圧	160-179	かつ/または	100-109
	Ⅲ度高血圧	≧ 180	かつ/または	≧ 110
（孤立性）収縮期高血圧		≧ 140	かつ	< 90

（日本高血圧学会．高血圧治療ガイドライン2014）

ここでは，アネロイド式血圧計（上腕動脈の場合）について示します（図1〜3）．

聴診法による血圧測定

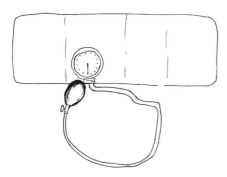

図1　アネロイド式血圧計

① 消毒する

必要物品を揃え，測定者は測定前に必ず速乾性アルコール消毒薬を用いて，手掌と手指を消毒します．

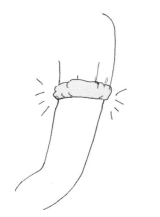

図2　まくった衣服による上腕の圧迫

② 測定する側の袖をまくる

対象者に楽な姿勢をとってもらい，上腕を圧迫しないように袖をまくります（薄い素材であれば衣服の上からマンシェットを巻いても可能です）（図2）．

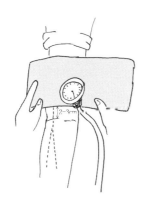

図3　マンシェットを巻く位置

③ マンシェットを装着する

対象者の手掌を上向きにして，マンシェットを肘関節から2〜3 cm上，ゴム囊の中心が上腕動脈の真上に来るように装着します（図3）．

マンシェットは，測定者の手指2本が入るくらいに巻きます．

④ 測定する腕の高さを調整する

腕枕などを用い，腕（マンシェットを巻いた部分）の高さが心臓の高さになるよう，また，血圧計の表示が測定者のゲージ正面にくるよう調節します．

⑤ 加圧する

上腕動脈が触れる部分に聴診器を当て，利き手に送気球を持ち，排気弁（ねじ）を閉じ，マンシェットを加圧します．その際，対象者の普段の最高血圧より20〜30 mmHg高い値まで加圧します．

⑥ 減圧する

排気弁（ねじ）を少し緩め（開けて），1秒間に2〜3 mmHg（1〜1.5目盛）ずつの速度で減圧します．最初に血管音（コロトコフ音）が聞こえたところで，その時の血圧値を読みます（最高血圧値）．さらにそのまま空気を抜き，血管の拍動音が聞こえなくなったところで血圧値を読みます（最低血圧値）．

⑦ 記録する

排気弁（ねじ）を開放し，マンシェット内の空気を抜き，マンシェットを外し，速やかに測定値を記録します．

⑧ 消毒する

測定後は必ず速乾性アルコール消毒薬を用いて，手掌と手指を消毒します．

リスク管理と心構え

次の場合は，マンシェットによる加圧により悪影響を及ぼすため，その部位の近くでマンシェット装着は行いません．
1. 重要かつ微量の薬剤が投与されている点滴の場合：投与量に変化をきたしてしまうため
2. シャント（血液透析のために血管に増設された部位）がある場合：血流が止まってしまうため
3. 創傷がある場合　　　など．

（2）脈拍

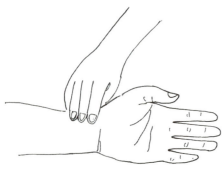

図4　橈骨動脈の触知

脈拍とは，心臓の拍動によって生じる動脈壁の拍動のことです．通常，体表から触れることのできる動脈の橈骨動脈で測定するのが一般的です（図4）．

脈拍測定時は，ただ対象者に触れるだけでなく，皮膚の温かさ（冷感の有無・程度），浮腫の有無・程度，末梢の皮膚の色，発汗の有無なども併せて観察します．以下に脈拍の基準（表2）と測定の手順を示します．

表 2　脈拍の基準

正常な脈拍（成人）：	異常な脈拍（成人）：
・脈拍数 60～80 回/分 ・リズムが規則的で強さも一定	・徐脈：脈拍数 60 回/分未満 ・頻脈：脈拍数 100 回/分以上 ・リズムが不規則，脈が弱いなど

① 消毒する

　測定前に必ず速乾性アルコール消毒薬を用いて，手掌と手指を消毒します．

② 姿勢を調整する

　対象者に楽な姿勢をとってもらい，脈拍に影響を与える行動（運動・食事・排泄・入浴・喫煙など）がなかったか確認します．

③ 指腹を動脈にあてる

　測定者の人指し指・中指・薬指の指腹を動脈に沿って当て，脈拍数を測定（回／分）します．

④ 測定する

　不整脈がなければ，15 秒の脈拍数を数え，4 倍にして計算することもありますが，不整脈がある場合は，1 分間の測定が必要です．

⑤ 消毒する

　測定後は必ず速乾性アルコール消毒薬を用いて，手掌と手指を消毒します．

リスク管理と心構え

1. 脈拍を測定する時，親指は測定者自身の脈を誤って捉えることがあるため親指は使用しません．
2. 脈を数えながら，脈拍のリズム，欠損（脈がとぶ）の有無，脈の強さも併せて確認する必要があります．
3. 初めて接する対象者や動脈疾患（疑いも含む）の対象者の場合は，上肢両方の動脈を同時に測定して左右差の有無を確認します．

（3）呼吸

　呼吸とは，外気（空気）から体内に酸素を取り込み，体内で燃焼した結果生じた二酸化炭素を体外に排出する働きを言います．呼吸には，肺胞と空気と血液の間で行われる外呼吸と血液と組織細胞との間で行われる内呼吸があり，一般には外呼吸を指します．極力，対象者に気づかれないように呼吸の測定・観察を行います．以下に呼吸の基準（表3）と測定の手順を示します．

表3 呼吸の基準

正常な呼吸（成人）：	異常な呼吸（成人）：
・呼吸数 12〜18 回／分 ・呼息時間：吸息時間＝約 2：1 ・苦痛なく規則的に繰り返されている ・呼吸の深さ：変化なし	・頻呼吸：呼吸数 20 回／分以上 　（発熱，肺炎，呼吸不全など） ・徐呼吸：呼吸数 12 回／分以下 　（頭蓋内圧亢進，睡眠薬投与時など）

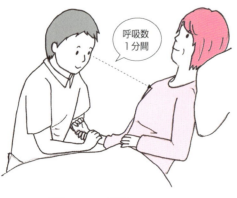

① **姿勢を調整する**

対象者に楽な姿勢をとってもらいます．

② **観察部位を確認する**

観察しやすい部位（胸式呼吸の場合：肩や胸郭，腹式呼吸の場合：腹部）を確認します．腹式呼吸の場合は，腹部を観察，胸式呼吸の場合は，肩〜胸郭を観察します．

③ **回数を数える**

呼気・吸気運動を1回として1分間カウントします．測定しながら努力呼吸をしていないか，呼吸の深さ，リズム，速さを見ます（図5）．

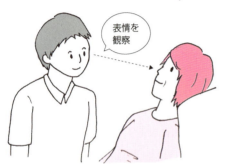

図5　呼吸状態の観察

リスク管理と心構え

肩を大きく動かして呼吸する補助呼吸筋の動員が見られる場合，対象者の呼吸困難感，起座呼吸の有無，チアノーゼ*の観察などを総合的に行う必要があります．

＊チアノーゼ：血液中の酸素が減少し，二酸化炭素が増加して皮膚や粘膜が青紫色を帯びること

（4）体温

体温とは，環境の温度に左右されない深部動脈血液温のことです．動脈が比較的体表近くにある腋窩や口腔で体温測定を行います．ここでは，臨床現場で最も多く用いられている電子体温計による腋窩体温測定の手順を示します．（正常な体温〔成人〕：36.0〜37.0℃未満）

① 消毒する

測定前に必ず速乾性アルコール消毒薬を用いて，手掌と手指を消毒します．

② 体温計を挿入する

対象者が腋窩に汗をかいている場合は汗を拭き，体温計を体軸に対して 30〜45°の角度で，体温計先端部のセンサー部が腋窩の最深部に当たるように挿入します（図6）．

③ 腋窩を閉じる

体温計と皮膚が密着しているかを確認し，また，皮膚で密閉された空間をつくるよう腋窩を閉じ，腕を体幹に回して体温計を支えられるようにします．必要に応じ，体温計がずれたり，落ちたりしないように支持します．

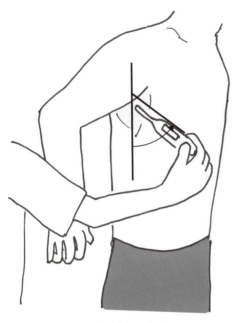

図6　腋窩温の測定

④ 測定値を記録する

腋窩を閉じた状態で体温計のアラーム音が鳴るまで待ちます（測定時間は通常1分前後）．測定後は測定値を記録します．

⑤ 消毒する

測定後，必ず消毒綿で先端部のセンサー部を消毒して収納します．また，速乾性アルコール消毒薬を用いて，手掌と手指を消毒します．

リスク管理と心構え

1. 医療従事者や介助者の手指を媒介とした対象者への感染を防ぐため，測定者は測定前に必ず手指を消毒し，測定後は必ず消毒綿で先端部のセンサー部を消毒して収納し，速乾性アルコール消毒薬を用いて手掌と手指も消毒します．
2. 血液循環が悪い場合，体温が低く測定されるため，麻痺がある場合の患側，側臥位の下側の腋窩は避けます（側臥位では体重によって圧迫される下側の方が動脈の循環が障害されるため，上側の腋窩温が高くなります）．

（5）意識

　意識レベルが低下した人を発見した場合，いかに適切かつ速やかに対応するかが，その人の予後を左右します．その人が入眠しているのか，または意識レベルが低下しているのかを判別する時，どのような刺激で覚醒するかが，意識レベルを評価する際のポイントになります．

① 呼びかける（図7）

　両肩を軽く叩きながら，大きな声で名前や「大丈夫ですか？」と呼びかけます．手を払いのけたり，何らかの反応がなければ「反応なし」と判断します．

② 痛み刺激で確認する（図8，9）

　反応がなかったら痛み刺激による確認をする場合があります．痛み刺激による意識状態の確認を爪で行う場合は，対象の指先を挟むように持ち，爪で対象の爪を押します．胸骨で行う場合は，対象の胸骨を指の第2関節部分で圧迫します．

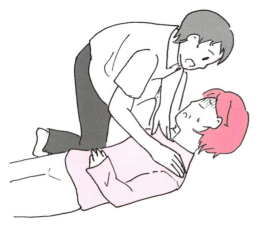

図7　意識の確認

基本的知識

　意識レベルの評価指標は，ジャパン・コーマ・スケール（Japan Coma Scale：JCS）（表4）やグラスゴー・コーマ・スケール（Glasgow Coma Scale：GCS）（表5）などがあります．
　JCSは，Ⅰ：刺激がなくても覚醒している意識レベル（大分類）のⅠ（意識レベル〔小分類〕は1・2・3），Ⅱ：刺激を加えると覚醒する（刺激をやめると眠り込む）意識レベル〔大分類〕のⅡ

表4　ジャパン・コーマ・スケール（JCS）

覚醒の有無	意識レベル（大分類）	刺激に対する反応	意識レベル（小分類）
刺激がなくても覚醒している	Ⅰ	だいたい意識清明だが，いまひとつはっきりしない	1またはⅠ-1
		見当識障害がある	2またはⅠ-2
		名前や生年月日が言えない	3またはⅠ-3
刺激を加えると覚醒する（やめると眠り込む）	Ⅱ	ふつうの呼びかけで容易に開眼する（※合目的な運動ができ言葉も出るが，間違いが多い）	10またはⅡ-1
		大きな声または身体を揺さぶることにより開眼する（※手を握って放すなどの簡単な命令に応じる）	20またはⅡ-2
		痛み刺激を加えつつ呼びかけを繰り返すとかろうじて開眼する	30またはⅡ-3
刺激を加えても覚醒しない	Ⅲ	払いのける動作をする	100またはⅢ-1
		少し手足を動かしたり顔をしかめる	200またはⅢ-2
		痛み刺激にまったく反応しない	300またはⅢ-3

（意識レベル〔小分類〕は10・20・30），Ⅲ：刺激を加えても覚醒しない意識レベル（大分類）のⅢ（意識レベル〔小分類〕は100・200・300）に分類されます．

JCSは，1／2／3，10／20／30，100／200／300の9段階で評価し，意識清明が0で意識レベルが低い程点数が高くなり，300は全く反応しないことを示します．

GCSは，開眼反応（E: eye opening），運動反応（M: motor response），言語反応（V: verbal response）3項目の合計を算出します．

計15点満点ですが，15点は意識清明，最低点の3点（E1点・M1点・V1点）は全く反応しないことを示し，点数が低いほど重症と評価します．

表5　グラスゴー・コーマ・スケール（GCS）

大分類	小分類	スコア
開眼機能（E）	自発的に	4
	呼びかけにより	3
	痛み刺激により	2
	開眼しない	1
運動機能（M）	命令に従う	6
	痛み刺激に払いのけ	5
	四肢屈曲反応	4
	異常四肢屈曲（除皮質硬直）	3
	異常四肢伸展（除脳硬直）	2
	まったく動かない	1
言語機能（V）	見当識あり	5
	会話混乱	4
	言語混乱	3
	理解できない声	2
	発語しない	1

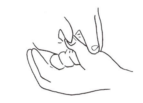

図8　痛み刺激による意識状態の確認（爪の場合）

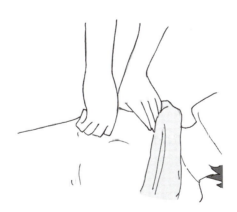

図9　痛み刺激による意識状態の確認（胸骨の場合）

リスク管理と心構え

1. 倒れている人を発見した，または人が倒れるところを発見した場合，まず意識の有無を確認します．もし反応がなかった場合，1人では対応せず，大声で応援を呼びます．応援に来た人に救急通報（院内の場合は院内救急コール），AED，救急カート，人集めなどを依頼します．また，周囲に人がいない場合は，自分で救急通報し，その状況を簡潔に報告します．
2. 意識レベルが悪い場合，頸椎や脊髄を損傷している可能性もあるため，激しく叩く，強く揺するなど行わないようにします．

2．感染防止

　病院や介護施設などの施設には，至る所に感染源があります．そのため医療従事者や介助者は，感染の拡大を防ぐ知識や技術を身につける必要があります．各自が必要な感染予防対策の徹底は，対象者だけでなく，医療従事者や介助者自身の身を守るために大変重要です．

> **ポイント整理**
>
> 　感染予防は，特に感染経路の遮断が有効です．医療従事者や介助者が媒体とならないためにも感染症の有無に関わらず，全ての対象に対して予防策を講じるという標準予防策（スタンダードプリコーション）の考え方が非常に重要です．
> 　ウイルスや細菌などの病原体の大多数は，適切な方法とタイミング（対象者に直接接触する前，対象者の近くの物に接触した後，対象者に直接接触した後）で実施すれば，除去することができます．またマスクなどの個人防護具は，対象者や自分自身の身を守るために正しい着脱方法を知ることが重要です．

基本的知識

1）感染の成立と感染予防の3原則

　感染とは，病原体が体内に侵入し，定着，増殖することをいいます．感染が成立するためには，感染源，感染経路，感受性宿主の3つが必要となります．

　感染源は病原体が生存・増殖できる場所，感染経路は病原体によって拡大する経路，感受性宿主とは病原体に感受性のある宿主をいいます．特に感染予防には，感染経路の遮断が有効です．

2）標準予防策（スタンダードプリコーション）

　病院や介護施設などの施設では，病気や加齢などにより免疫力が低下している人が多いため，普通は問題にならないウイルスや細菌であっても重篤な症状を引き起こす可能性があります．そのため医療従事者や介助者が媒体とならないためにも標準予防策が非常に重要です．

　標準予防策とは，感染症の有無に関わらず，全ての対象に対して予防策を講じるという考え方です．具体的には，汗を除く全ての湿性生体物質，対象の血液，体液，分泌物，排泄物，あるいは傷のある皮膚や粘膜を感染の可能性のある物質と見なし，手洗いなどの手指衛生，マスク・ガウンなどの個人防護具を用いた感染物質への接触予防などが標準予防策の基本となります．標準予防策の具体的な対策は，手指衛生，個人防護具の使用，環境対策などがあります．

　医療従事者や介助者は，対象者の身体だけでなく，ベッドとその周辺の医療機器にも触れる機会が多いため，感染が拡大する危険性は非常に高くなります．

　手洗いは，感染予防策の中で最も重要な行為です．ウイルスや細菌などの病原体の大多数は，適

切な方法とタイミング（対象者に直接接触する前，対象者の近くの物に接触した後，対象者に直接接触した後）で実施すれば，除去することができます．

病院や介護施設などの施設で行う手洗いは，「衛生学的手洗い」といいます．手指衛生の準備として，爪を短く切る，指輪を外す，腕時計を外す，袖をまくるなど，必ず行います．以下，衛生学的手洗いについて説明します．

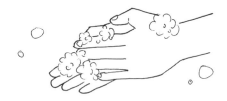

① 両手を石鹸で泡立てる

手を水で濡らし，十分量の石鹸を使い，よく泡立てます．

固形石鹸は，細菌の培地になるため液体石鹸が望ましいでしょう．また，使い掛けのディスペンサーへの石鹸のつぎ足しは，汚染の原因となるため，しないほうがよいでしょう．

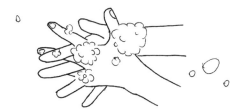

② 両手を合わせて洗う

指を組み，手を合わせて手掌を洗います．指の間は，洗い残しが多い部位のため十分洗います．

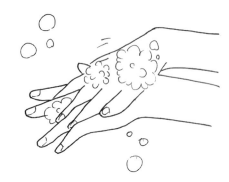

③ 両手を組んで洗う

指を組んで，手背を洗います．ここでも指の間も十分に洗います．

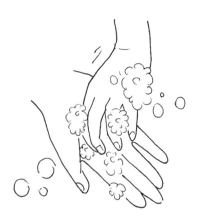

④ 手掌で洗う

手掌で指先と爪部を洗います．洗い残しが多い部位は，指先および爪があります．

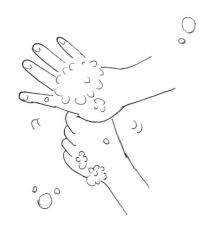

⑤ 親指を洗う
親指を片方の手で握って洗います．

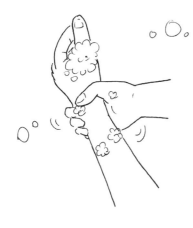

⑥ 手首を洗う
手首にもウイルスや細菌が付着している可能性があるため，十分に洗います．

⑦ 手を流水ですすぐ
指先が下の場合，洗っていない部分（手首より上の前腕）にかかった水が指先側に向かって流れ汚染します．そのため，指先は上に向けて洗い流します．

石鹸は手荒れの原因となるため，手荒れ防止のため，すすぎ残しがないよう流水で石鹸分を確実に洗い流します．

⑧ 水を止める
手指衛生した部分が不潔になってしまうため，使用したペーパータオルで蛇口を閉めるなどして洗った手で蛇口に触れないように水を止めます．

⑨ ペーパータオルで拭く
ペーパータオルで指先から手首に向かって，押さえるように水分を拭き取ります．また，ペーパータオルで押さえるように拭き取る場合，強くこすると，手荒れの原因になるので注意します．

> **こんな時‥‥**
>
> 　手指に目に見える汚れがない時は，速乾性アルコール消毒薬による手指消毒を行います．手順は，流水と石鹸による手洗いの場合と同じです．
> - 消毒薬は，最低 2 ml 必要です．必要量の目安は，手掌の中央に液がたまる量です．消毒薬が少量の場合，手の表面に薄く広がり，皮膚温で揮発してしまいます．手の常在菌は，皮膚の溝やしわの中に多く棲息するため，手の表面全体に消毒薬が十分に行きわたるようにするためには 2〜3 ml が必要です．
> - プッシュボタンを一番下まで確実に押し，勢いが弱い時は 2 回以上押します．
> - 消毒薬 2〜3 ml を手が乾くまで擦りこむには 20〜30 秒かかるため，消毒薬を手の表面にまんべんなく十分に擦りこむ時間は 30 秒です．消毒薬が乾燥するまで擦りこむことで，消毒の効果が現れます．

基本的知識

個人防護具（Personal Protective Equipment：PPE）（図1）

- PPE の使用に際し，対象者や自分自身の身を守るための正しい着脱方法を知ることが重要です．PPE は，正しい順序で着脱することで初めてその役割を果たすことができます．
- 脱いだ PPE は，その場に置かず，その都度，廃棄し，順番に脱ぎます．
- PPE を脱いでいる最中に PPE 自体に自身の手が触れて不潔になった場合，その都度，手指衛生を行います．

　ここでは，臨床現場で使用頻度の高い手袋，マスクおよびガウンの装着について示します．

1）手袋

　医療従事者や介助者の手指汚染を防ぐため，および医療従事者や介助者の手指を媒介とした対象者への感染を防ぐために使用します．全ての場面で手袋装着の必要はありませんが，対象者の血液や体液，排泄物，嘔吐物，傷のある部分に触れる時，あるいは医療従事者や介助者などの手に傷がある時などは必ず着用します．

- 手袋は，箱から出したばかりの新品の物をすぐ使用します．
- 手のサイズにフィットする手袋を装着します．
- 手袋表面を汚染しないように箱から取り出します．
- 手袋を装着したまま手指消毒は行いません．
- 手袋は，汚れたら速やかに交換します．
- 手袋を装着していても 1 回のケアを終えるごとに交換し，手袋着用前後には必ず手洗いを行います（手袋には，100 枚に 1 枚程度の確率で目に見えない穴が空いている場合があるためです）．

2）マスク

- 対象者の感染性物質から医療従事者や介助者を守り，医療従事者や介助者の感染性物質から対象者や滅菌（全ての細菌を死滅させること）処理した物品を守るために装着します．また，呼吸器

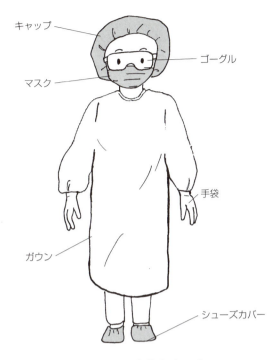

図1　個人防護具（PPE）

感染の拡大を防止します．なお，マスクを装着した場合，対象者がこちらの表情が読みづらくなり，声も通りにくくなるなど，コミュニケーションを阻害する要因になります．マスク装着の意味を考え，明確な目的なしにマスクを装着するのは控えるようにします．
- マスクを外す時は，ゴムひもを持って外し，マスク表面に触れないように廃棄します．
- マスクを外した後は，速乾性アルコール消毒薬を用いて，手掌と手指を消毒します．

3）ガウン

感染力が強いウイルスを保有する対象者に接触する場合に装着します．汚染の範囲が限定的な場合は，エプロンを選択します．

リスク管理と心構え

病院や介護施設などの施設には，至る所に感染源があるため，医療従事者や介助者は感染拡大を防ぐ知識や技術を身につける必要があります．したがって，医療従事者や介助者1人1人が必要な感染予防対策を徹底することは，対象者だけでなく，医療従事者や介助者自身の身を守るために大変重要です．

Ⅱ 理学療法士からの提言

1. 姿勢保持場面

(1) 背臥位

　腹部・顔を上に向けて下肢を伸展した仰向けの臥位姿勢のことを，背臥位(はいがい)または仰臥位(ぎょうがい)ともいいます．この姿勢の特徴は，重心が低く，支持基底面が広く，重力負荷がほとんどないことです．そのため，エネルギーの消耗を最も節約できます．安静が必要な人に適した体位です．

> **ポイント整理**
>
> 　姿勢を観察の後，良肢位，左右対称となるようにポジショニングピロー（褥瘡の予防や良肢位を取るために用いる専用のクッション）などを使用し，姿勢を保持します．ポジショニングピローは，隙間なく，全体で支えるように挿入することを心がけましょう．

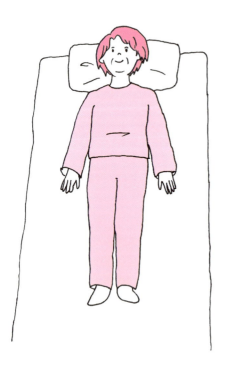

麻痺がない場合

① 姿勢の観察

　全身を見て，変形・拘縮の有無や左図と比較して体幹，上肢，下肢のそれぞれの部分において回旋，傾斜などがないか観察します．

② 良肢位を保持するようにする

　肩関節は軽度外転，外旋，肘関節伸展位，股関節中間位，膝関節伸展となるように保持します．

麻痺がある場合〔右麻痺の場合〕

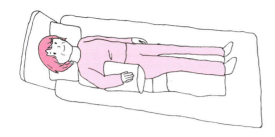

麻痺側全体を少し持ち上がるように肩甲骨，上腕・前腕，骨盤帯，下肢全体に長いポジショニングピローを挿入します．

注意
- 挿入時は，隙間がないように敷き詰めます．
- 体圧が均等に分散するように心がけます．
- 足底への刺激は尖足を増強させるため，足底へは何も置きません．

こんな時・・・・

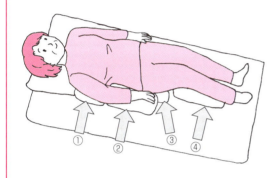

長いポジショニングピローがない場合は，小さいクッションや枕を複数挿入します．
① 肩甲帯の下に挿入します．
② 上腕・前腕の下に挿入します．
③ 骨盤帯の下に挿入します．骨盤の回旋，傾斜に注意します．
④ 下肢の下に挿入し，下肢全体に挿入します．股関節外旋位にならないように注意します．

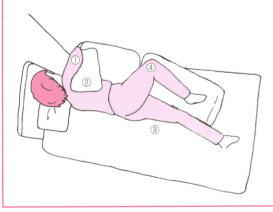

側臥位の姿勢を保持する場合は，上になる部分をポジショニングピローで支えます．
① 下の上肢は屈曲位になるようにします．
② 上の上肢全体を支えるために腋窩にピローを挿入します．
③ 下の下肢は，やや股関節伸展位になるようにします．
④ 上の下肢は，内・外転中間位で下肢全体を支えられるようにピローを挿入します．

リスク管理と心構え

- ポジショニングピローを挿入する際は，隙間なく，全体で支えるように挿入することを心掛けましょう．
- 良肢位であっても，長時間の同一肢位は褥瘡や関節可動域の制限などの二次的合併症を引き起こします．そのため，定期的な体位交換が必要です．褥瘡予防・管理ガイドラインでは，基本的には2時間を超えない範囲，耐圧分散寝具（粘弾性フォームマットレスや上敷二層式エアマットレスなど）を利用する場合は，4時間を超えない範囲で体位交換を行うことが推奨されています（推奨度C1）．

（2）ギャッジアップ位

　ギャッジアップとは，ベッドを上げていくことです．ギャッジアップ位は，ベッド上で上半身を起こした姿勢のことです．下肢を水平にしたまま上半身を30～60°起こした体位をファーラー位（半座位）といい，重力により内臓が下がり横隔膜の運動がしやすいため，呼吸や嚥下，喀痰がしやすくなるといわれています．また，下肢を軽度屈曲させ上半身を20～30°起こした姿勢をセミファーラー位と呼びます．

ポイント整理

　ベッドのギャッジアップを行う際は，下肢より上げ，次に背上げを行います．ギャッジアップ終了後は，背部と下肢の除圧とずれ力の減少を図り，快適な座位が取れるように配慮しましょう．また，背上げの角度は目的に応じて決定します．

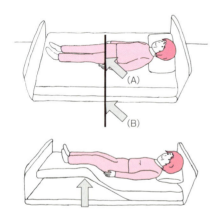

麻痺がある場合もない場合も同様

① 準備

　背臥位の状態で，可動後，股関節（A）とベッドの凹となる部分（B）の位置を合わせるように，姿勢を調整しておきます．

② 下肢部分のギャッジアップ

　上半身を起こした際，殿部が前方へ滑らない角度となるように，下肢部分をギャッジアップします．

1．姿勢保持場面　23

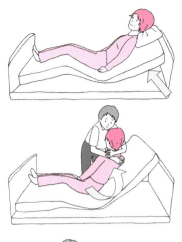

③ 上半身のギャッジアップ

　上半身を目的とする角度まで，ギャッジアップします．

④ 背部の調整

　体幹を左右に回旋させ，背部の除圧とずれ力（可動した時に生じる身体に加わる力）の減少を図ります．

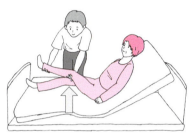

⑤ 下肢の調整

　下肢を挙上し，殿部の除圧とずれ力の減少を図ります．

⑥ 完成

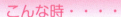

こんな時・・・・

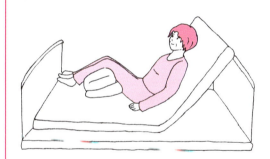

小柄な方の場合は，下肢のギャッジアップをしても殿部が前方へ滑ることがあります．その場合は，ポジショニングピローなどで股・膝関節屈曲位に保持した後，上半身をギャッジアップします．

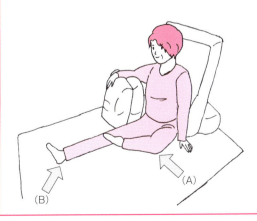

畳上などで同様の姿勢をとる場合〔右麻痺の場合〕は，布団などで背もたれを作成し，良い方（非麻痺側，健側）の下肢を組む（A）ことで姿勢を安定させます．

悪い方の下肢は伸ばしておいてもよいです（B）．

> **リスク管理と心構え**
> - ギャッジアップ時は，あらかじめ対象者に予告した上で実施するように努めましょう．
> - 上半身を上げた際，バランスの悪い対象者では体幹が傾斜し，転落事故につながることがあります．背面と一緒に可動するベッド柵のついたベッドを用いたり，肘や体幹前方にポジショニングピローを挿入したりするなど，十分に注意する必要があります．

（3）車いす座位

　車いすは，歩行が不可能な人や可能であっても実用性がない人，免荷が必要な人，様々な理由により歩行が禁止されている人などに，多く使用されます．車いす座位は，移動や作業場面など，日常生活場面で多くとる姿勢です．使用目的に合った車いすを選ぶことが重要です．

> **ポイント整理**
>
> 　姿勢が極力，左右対称となるようにポジショニングを行います．その際，座面と接地する骨盤の状態に注目し，前・後傾，傾斜，回旋があれば，他の部分の前に修正を行い，その後，体幹上部の修正を行いましょう．

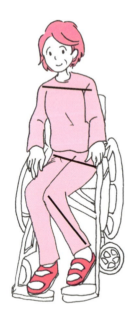

麻痺がある場合もない場合も同様
① 姿勢の観察

　全身を見て，体幹，上肢，下肢のそれぞれの部分において回旋，傾き，左右の非対称性などがないか，観察します．特に，座面と接する骨盤帯は注意して観察します．

　左図は，悪い姿勢の例です．両側の肩と骨盤が傾き，左の下肢は回旋しています．そのため，左右非対称の姿勢になっています．

1. 姿勢保持場面　**25**

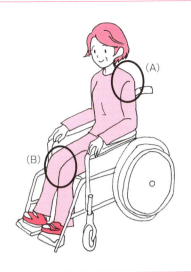

② **良肢位を保持する**

　アームレストに前腕を乗せた状態で，肩甲帯が挙上せず（A），座面先端と膝窩まで2横指，大腿部後面と座面の距離が1～2横指入る程度の余裕（B）があることが望ましいです．また，骨盤の傾斜や回旋がなく，前・後傾がないことが理想的です．

こんな時‥‥

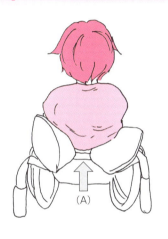

円背がある場合は，背部の凸となっている部分に圧が集中しやすく，痛みや褥瘡の原因になることがあります．
　そのため，凸部分の周囲を高くし，浮かせることで除圧（A）したり，バックレストに背張り調整機能の付いた車いす（B）を選択し，円背のカーブに合わせた形状にしたりする配慮が必要となります．

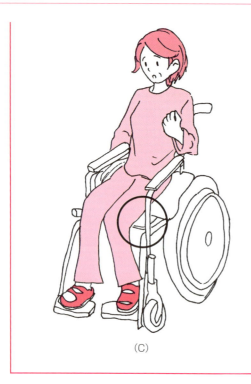

(C)

身体が傾く場合は，その原因について詳細に評価することが必要です．上部体幹に傾斜が見られても，原因は骨盤にあることがあります．その場合は，大元の原因である骨盤に対し，クッションやポジショニングピローなどで調整を行います．

例）左側へ体幹の傾斜が見られる時（C）
体幹が傾く左側骨盤下に楔上のポジショニングピローを挿入し，重心を対側方向へ移動させます．そして，右側の坐骨でも支持できるように調整します．

リスク管理と心構え

- 長時間の車いす座位は，股・膝関節の屈曲拘縮，皮膚や内臓器官の圧迫などによる機能障害を引き起こすことがあります．他の姿勢と同様，定期的な姿勢変換や除圧を図ることが大切です．
- 身体に合わない大きすぎる・小さすぎる車いすの使用や各車いすパーツの不適合は，対象者の快適性を損なうだけでなく，転落事故につながります．車いすの選定は慎重に行いましょう．

2．起居場面

（1）寝返り（背臥位～側臥位）

　寝返り動作は，臥位における"ある姿勢から他の姿勢へ"の姿勢変換動作を指します．寝返り動作は，臥位の基本動作の中で最も多く行う動作で，頭頸部の回旋，肩甲帯の回旋，体幹（体軸）の回旋，骨盤帯の回旋など，多くの回旋動作が含まれています．

> **ポイント整理**
>
> 　身体の各部分の回旋順序は，個人差が大きく様々です．今回，紹介する手順は一例のため一部介助の対象者の場合は，個々の習慣に応じた順番で介助を行うよう心掛けましょう．また，各部分の回旋のうち，対象者本人が自分でできるところは介助しないようにしましょう．

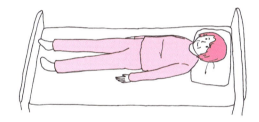

麻痺がない場合
① 安全の確認

　寝返り動作を開始する前に，動作の一連の流れをイメージし，動作終了までに必要なスペースを作り，安全を確保します．必要に応じて，寝返る方向と反対側へ対象者を移動させます．

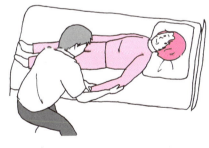

② 寝返りの準備：肩関節

　寝返る側の肩関節を軽度外転させ，側臥位（寝返り動作終了時）になった時の体幹部分のスペースを確保します．

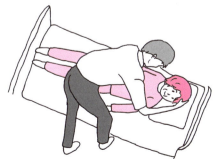

③ 寝返りの準備：頭部

　寝返る側へ頭部を回旋させます．同時に軽度屈曲しておくとよいでしょう．

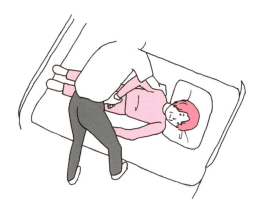

④ 寝返りの準備：上肢
　寝返る側と反対側の上肢を体幹上にくる程度に内転させておきます．

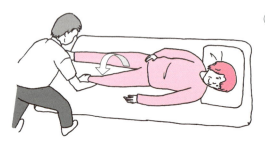

⑤ 寝返りの準備：下肢1
　寝返る側の下肢を屈曲させます．

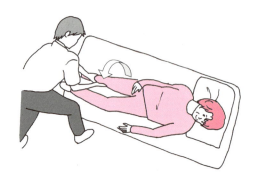

⑥ 寝返りの準備：下肢2
　寝返る側と反対側の下肢を屈曲させます．

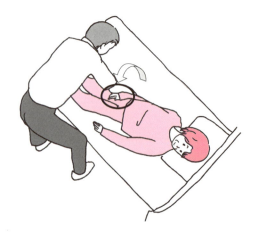

⑦ 寝返りの開始：骨盤帯の回旋
　介助者は対象者の骨盤帯の下に手を置き，自分の方に引き寄せるようにゆっくり骨盤帯を回旋させます．

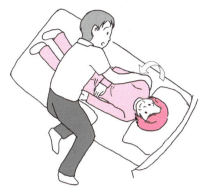

⑧ 寝返り：肩甲帯の回旋

骨盤帯の回旋が開始したら，介助者は，反対側の手を肩甲帯に置き，自分の方に引き寄せるように骨盤帯と一緒に肩甲帯を回旋させます．

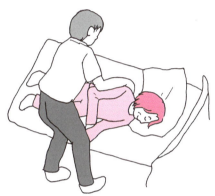

⑨ 完成

側臥位となります．動作終了後も対象者の身体は不安定な状態にあるので，ベッドからの転落に注意します．不安定な場合は，両側下肢をさらに屈曲させるとよいでしょう．

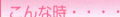

こんな時‥‥

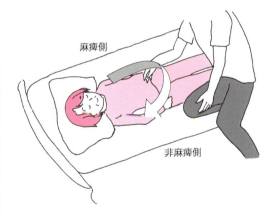

片麻痺のある対象者の寝返りを行う場合〔左麻痺の場合〕，非麻痺側（麻痺のない方）へ寝返るようにします（矢印方向）．

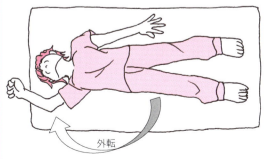

腹臥位や半腹臥位まで寝返る場合は，手順④の際，寝返る方向の上肢を十分に外転させておきます．

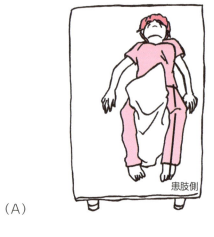

人工股関節置換（THA）術後など，寝返り時の下肢の運動に注意が必要な場合は，手順⑤，⑥を行うことはできません．代わりに両膝を立て，間にピローなどを挟み，過度の回旋が起こらないように配慮した状態の寝返りの準備が必要です（A）．

(A)

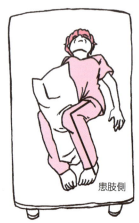

ピローを挟んだままで寝返る側と反対側の下肢（患肢側）の内転，内旋に注意しながら寝返ります．

(B)

> **リスク管理と心構え**
> - 寝返りなどの動的基本動作時には，静的基本動作（姿勢保持）の状態とは異なり，転倒・転落，疾患への配慮など，様々なリスク管理が必要となります．
> - 動きを伴うため，対象者が自分でできるところは介助を行わず，できないところのみを介助するように努めましょう．
> - 介助を行う時は，突然動かすと対象者も驚いてしまいます．動作開始前には口頭で十分にオリエンテーションを行い，今から実施する内容・動きについて説明し，協力を仰ぎましょう．

（2）起き上がり動作

臥位姿勢には，背臥位（▶20ページ），側臥位（横向きの臥位），腹臥位（うつ伏せ臥位）があります．それらの臥位姿勢から端座位（ベッドなどから下腿を垂らした座位），長座位（両下肢を伸ば

した座位），胡座位（あぐら）などの座位姿勢への姿勢変換動作を起き上がり動作といいます．起き上がり方法は，機能障害の程度や残存能力による影響を大きく受けます．

> **ポイント整理**
>
> 起き上がり方法は，寝返り動作と同様，個人差があり様々な方法があります．日常生活の中では，端座位への起き上がり，長座位への起き上がりの頻度が高いです．動作の中では徐々に重心が上方に移動し，支持基底面が殿部・大腿後面へと移動していくことを意識しながら介助を行うとよいでしょう．

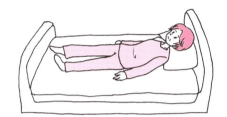

麻痺がない場合
① 安全の確認
動作を開始する前に，動作の一連の流れをイメージし，動作終了までに必要なスペースを作り，安全を確保します．必要に応じて，寝返り，起き上がる方向と反対側へ対象者を移動させます．

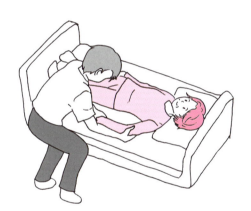

② 起き上がり前の寝返りの準備：上肢
寝返る側の上肢を外転位にします．この時の角度は，この後の動作を考慮し 45°程度の外転角度が望ましいです．

寝返る側と反対側の上肢は，寝返り動作と同様の準備を行います（▶28ページ）．

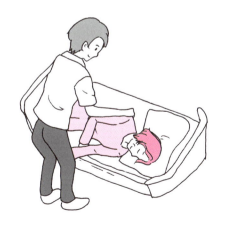

③ 側臥位までの寝返り
寝返り動作の要領（▶28〜29ページ）で側臥位まで寝返ります．

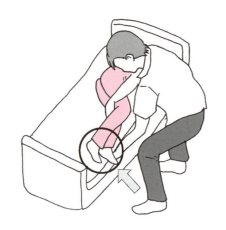

④ 起き上がりの準備：下肢の屈曲

　股関節を屈曲させ，踵部をベッドの端から出します．この時，膝関節は屈曲しても，しなくてもどちらでもよいです．

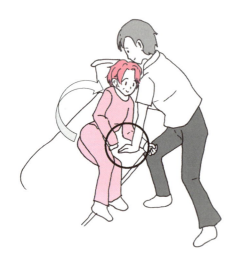

⑤ 起き上がり：肘支持までの重心移動

　頸部を屈曲するように指示し（できない場合は介助），前方にかがむように肘支持となるまで状態を起こします．重心の移動が背部から肘へ移動するように意識するとよいでしょう．

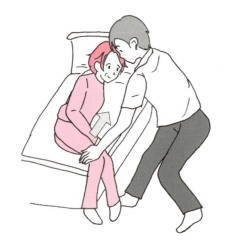

⑥ 起き上がり：手支持までの重心移動

　肘を伸展させ，手で支持します．

2. 起居場面

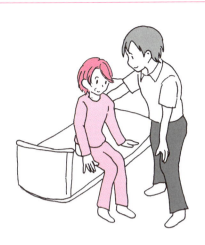

⑦ 完成

動作終了後も対象者の身体は不安定な状態にあるので,ベッドからの転落に注意します.

こんな時・・・・

背臥位から長座位に起き上がる場合は,下記の手順で実施するとよいでしょう.

① 起き上がりの準備:
対象者・介助者のポジション作り

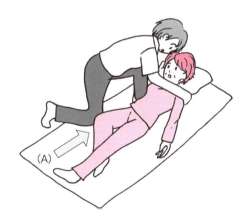

対象者の片脚を屈曲させて(A),起き上がった後に後方に倒れないように準備します.片麻痺患者の場合は,非麻痺側を屈曲させておくとよいでしょう.

介助者は,対象者の下肢を屈曲させている側に位置し,肩甲帯と頚部を支えて上体を起こす準備します.片膝立ち位になっておくとよいでしょう.

② 起き上がり:上体を起こす

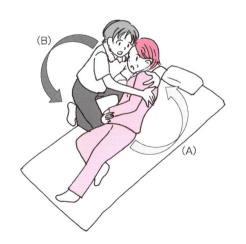

対象者(A)は,ベッド上での起き上がりと同様の方法で頚部の屈曲,肘支持,肘伸展,手支持となります.

介助者(B)は,自分自身の殿部を踵部に下ろすように,対象者を引き起こします.

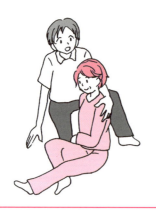

③ 完成

完全に引き起こし，座位となります．この姿勢を保持する場合は，23ページのようにするとよいでしょう．

リスク管理と心構え

- 起き上がり動作の中で最も高いリスクは，ベッドからの転落です．リスク管理として，あらかじめ対象者の座位バランスを把握し，起き上がりを行った後に車いすなどに移乗する場合は事前に車いすを適切な位置に準備しておくことが必要です．
- ベッド上で褥瘡予防などのためにエアマットを使用している場合は，座位になった時に予想以上に不安定になることがあります．使用しているベッドや周囲の環境も事前に確認しておくとよいでしょう．

（3-a）座位からの立ち上がり動作

　立ち上がり動作は，座位姿勢から立位姿勢への姿勢変換動作を指します．ここでは，椅子やベッドから立ち上がる動作について取り上げます．入院・入所中の対象者の場合は，立ち上がりといえば椅座位からの立ち上がりが主となります．

ポイント整理

　立ち上がり動作開始前の準備は，その後の動作のしやすさに与える影響が大きく，対象者にも自分で行えるように繰り返し，指導を行っていくことが重要です．また，立ち上がり動作は，移乗動作（▶44ページ）との関連するところが多く，対象者のADL拡大のためには習得したい動作です．

2．起居場面

麻痺がない場合
① 座位の安定
　座位が安定していることを確認し，立ち上がり動作開始に向けての準備を開始します．

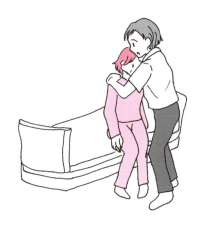

② 動作開始前の準備：殿部の前方移動
　殿部を前方へ移動させ，立ち上がりの準備をします．

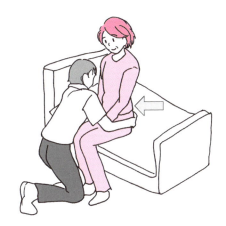

③ 動作開始前の準備：下肢の屈曲
　両膝を屈曲させ，足部への重心移動がしやすいように準備します．

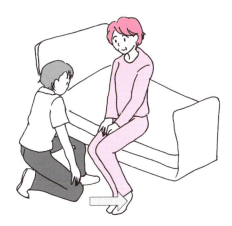

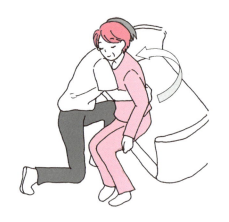

④ 立ち上がり：体幹前屈

体幹を前屈させ，重心を前方へ移動させます．介助者は，対象者の動作を妨げないように骨盤や肩甲帯などを把持します．把持する場所は，対象者の身体機能や介助者と対象者の体格の差などにより異なります．

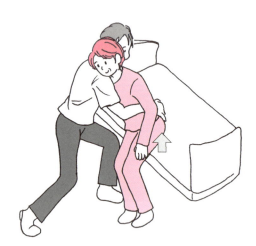

⑤ 立ち上がり：殿部の離床

手順④の後，前方へ引き寄せるようにすると，重心は完全に足部に移動し，殿部が離床します．

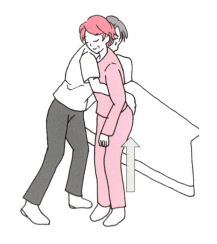

⑥ 立ち上がり：膝の伸展

殿部が離床したことを確認し，膝の伸展を開始します．

2．起居場面

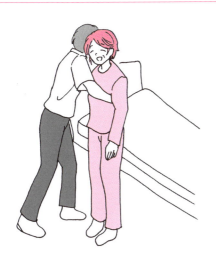

⑦ 完成
完全に膝を伸展させます．

> **こんな時‥‥**
>
>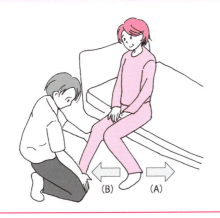
>
> 片麻痺のある対象者や下肢の関節可動域制限のある場合は，障がいのない下肢や非麻痺側の下肢を屈曲させ（A），麻痺側や膝関節の屈曲可動域制限のある下肢を伸展させた状態（B）で立ち上がりを開始することがあります．

リスク管理と心構え

- 障がいの状況や筋力，残存能力により，立ち上がり動作は異なることがあります．しかし，足部への重心移動をスムーズに行うためには，動作開始前の準備が大切です．
- 車いす座位からの立ち上がりの際は，両側のブレーキをかけ，フットプレートを折りたたみ，立ち上がり時の障がいとならないような準備が必要です．

基本知識：三角巾の使い方

- 対象者が三角巾を利用し，上肢を吊っているところを目にすることがあるかもしれません．三角巾は，脳卒中の患者では，肩関節の亜脱臼の防止，上肢の骨折などの整形外科疾患患者では，うっ血や浮腫の予防のために使用することがあります．
- 脳卒中患者と整形外科疾患の患者では，吊り下げ方が異なります．近年では，アームスリングの利用も増えています．

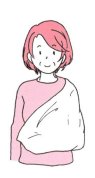
脳卒中患者

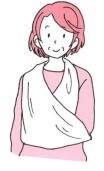
上肢骨折など

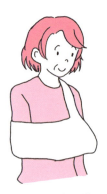
アームスリング

- 亜脱臼の防止を目的とした三角巾の巻き方の手順を把握しておくとよいでしょう．

①左麻痺の場合：
直角が左上にくるようにします．

②手部まで包み込みます．
★1と★2を背部で結びます．

③肘の部分を結びます（5cm位，縫ってもよいでしょう）．

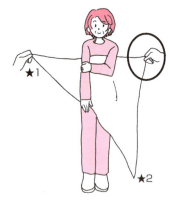
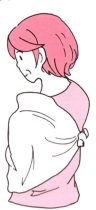
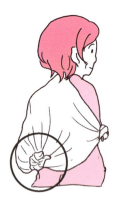

(3-b) 床からの立ち上がり動作

　ここでは，床からの立ち上がり動作の手順を2種類取り上げます．対象者に合わせて方法を選択しましょう．床からの立ち上がりは，和式生活においては不可欠ですが，車いす使用者や洋式生活を送っている場合も，転倒後の立ち上がりや床に座り込んでしまった場合など，突然，必要となることもあり，普段からリハビリテーションの場面で練習しておくとよいでしょう．

ポイント整理

　対象者の身体機能を把握し，どのような方法で実施するかを選択する必要があります．実施時には，四肢の位置と介助者のポジション，動作誘導の方向がポイントとなります．また，床から立位と重心の移動の高低差が大きく，実施時には注意が必要となります．

2．起居場面　**39**

<u>片麻痺患者に適した方法</u>〔左麻痺の場合〕です．

① 動作開始前の準備

片側下肢（非麻痺側下肢の方がよい）を屈曲させた座位姿勢（A）を取らせます．介助者は，対象者の後方に位置します．

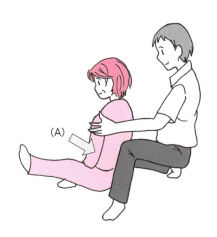

② 立ち上がり開始：重心移動

対象者は片側上肢を床に着かせます．介助者は，患者が上肢と屈曲した方の膝の両方に重心を移動させるように殿部を持ち上げます．その際，対象者には前屈するように指示します．

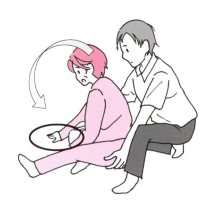

③ 立ち上がり：殿部の拳上

介助者は，腰部を支え殿部の拳上を行います．対象者へは，引き続き前屈する（A）ように指示を行うとよいでしょう．

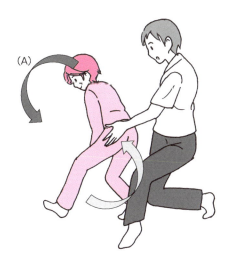

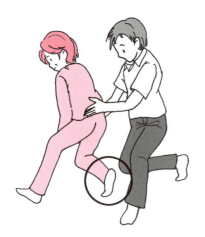

④ 立ち上がりの準備：足部

　片膝を着いている方の対象者の足部を背屈させ，立ち上がりの準備をします．

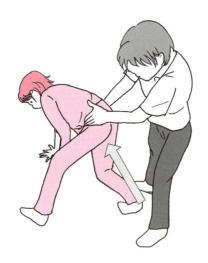

⑤ 立ち上がり：高這い位への移行

　高這い位となるように，膝を伸展します．
（手を着く位置▶42 ページ）

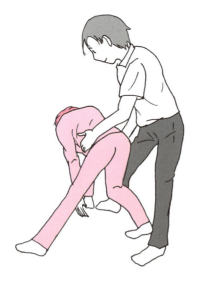

⑥ 立ち上がり：高這い位

　高這い位となります．

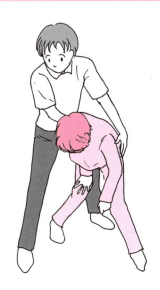

⑦ 立ち上がり：立位へ
　手を膝につき，徐々に上体を起こします．

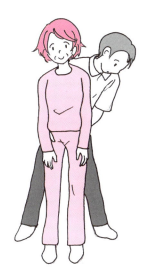

⑧ 完成
　上体を完全に起こし，立位となります．

> **こんな時・・・・**

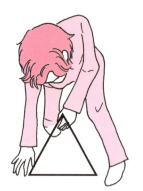

手順⑤で高這い位への移行が困難な場合〔左麻痺の場合〕は，上肢・下肢の位置が悪いことがあります．左図のように，手部，膝，足部が正三角形になるように置いておくことがポイントです．

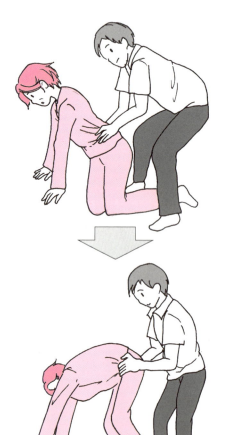

もう一つの方法として，**四つ這い位から立ち上がる場合**〔麻痺なし〕があります．

リスク管理と心構え

- 床上の座位から立位まで重心移動の高低差が最も大きい動作です．そのため恐怖心を持つ対象者も少なくありません．動作開始前に，介助者が模範を示すなど，動作の流れを明確に示してから実施する方が協力を得られやすいでしょう．
- 転倒や座り込みなど，突然，介助をしなければならなければいけないこともあります．各専門職間で対象者の残存能力や介助方法について，日頃から情報交換を行っておくとよいでしょう．

3．移乗場面

（1）車いす・ベッド間の移乗

　移乗動作は，座位姿勢の変換動作の特殊型として分類されます．具体的には，ある座位の位置から他の位置・物に乗り移る動作のことを指します．特にベッドと車いす間の移乗は，離床し生活空間を広げるために，重要な役割を持つ動作です．また，転倒事故も多い動作ですので，リスク管理を行うことも大切です．

> **ポイント整理**
>
> 　移乗時の接近方法は，環境に大きく左右されるが，基本的には移乗するものが斜位にくるように接近します．麻痺や骨折などで患肢がある場合は，身体の良い側（例えば，非麻痺側，健肢側）に移乗する物がくるようにします．

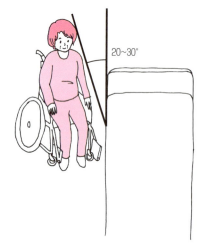

① 接近方法：斜位での接近

　移乗する物に20～30°になるように，斜位で接近します．

　麻痺などの障がいがある場合は，障がいのある方に移乗する物がくるようにします．

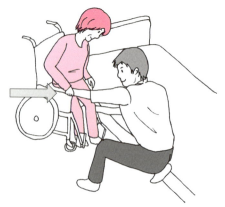

② 立ち上がりの準備：前方へ移動

　立ち上がりの準備のため，浅く座るように座面上を前方に移動します．

　介助者は，対象者の骨盤後方部分に手をあて前方への移動を誘導します．

3．移乗場面　**45**

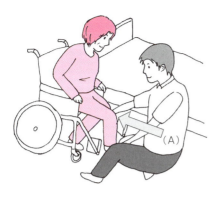

③ 立ち上がりの準備：下肢

　両膝を屈曲し（A），手順④で体幹の前屈時，重心が足部に移動できるようにします．

　重度の痙性麻痺や障がい側下肢に関節可動域制限がある場合は，障がい側下肢は伸展している状態でもよいです．

　介助者は，対象者の前方に位置し，手順④の動作に移る前に自分自身の姿勢を安定させます．

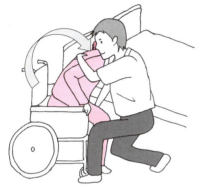

④ 立ち上がりの準備：体幹の前屈

　体幹を前屈し，前方へ重心を移動させることで立ち上がりの準備をします．

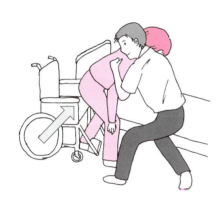

⑤ 立ち上がり：殿部（おしり）の離床

　体幹前屈位（手順④）で，前方に水平に重心を移動させ，足部の上に重心をすべて移動させます．足部に重心がすべて移動すると，殿部が離床してきます．

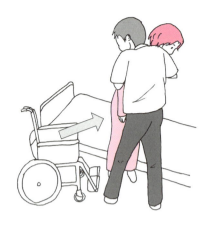

⑥ 立ち上がり：膝の伸展
　殿部が離床したことを確認し，対象者に膝を伸展するように声をかけます．

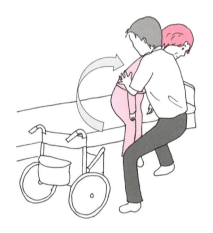

⑦ 回旋と着座
　身体を回旋させ，ゆっくりと着座します．

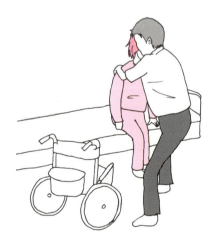

⑧ 完成
　着座後は，座位が安定したことを確認します．

こんな時・・・・

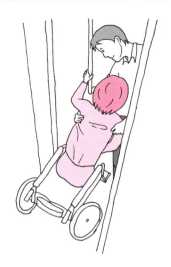

トイレなどの狭い場所で直進での接近となる場合は，斜位での接近と比べ，手順⑦での回旋角度は大きくなります．そのため，対象者はバランスを崩しやすく，転倒の危険が大きいです．手すりの使用が可能であれば積極的に利用し，安全確保に努めましょう．
（▶ 48～50 ページ）

(A)

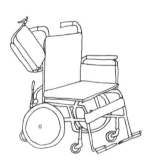

移乗時の介助量が大きい場合は，福祉用具の利用も検討します．手順⑥で膝の伸展が困難な場合や手順⑦でアームレストに殿部がぶつかる時には跳ね上げ式アームレスト（A）の車いすの利用やトランスファーボード（B）の使用により，介助量を軽減できます．

(B)

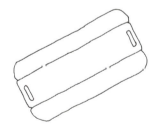

リスク管理と心構え

- ベッドと車いす間の移乗は，多くの車いす使用者が実施する動作であり，一日に何度も繰り返し実施する動作です．そのため，移乗時の車いすにより擦傷を作ったり，転倒事故も発生しやすい状態でリスク管理は重要です．
- 介助量が大きい場合や一人での介助が困難な場合は，複数人で介助をするなど，安全確保を優先しましょう．

（2）車いす・トイレ間の移乗

　トイレと車いす間の移乗は，居室内やリハビリ室内のように十分な介助スペースがない状態で実施しなければならないこともあります．ここでは，車いすが自由に動かせる車いす用トイレではなく，手すりがある通常のトイレとの移乗方法について取り上げます．

ポイント整理

　基本的な移乗するものが斜位にくるように接近方法が取れない場合は，身体の回旋角度が大きく，バランスを崩すリスクがあります．しかし，狭い環境を利用して壁に寄り掛かるなど，姿勢を安定させることもできます．

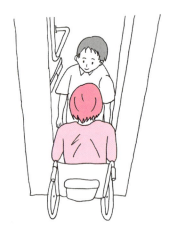

麻痺がある場合もない場合も同様
① 接近方法：正面より接近
　<u>入口が狭い場合</u>，正面より接近します．

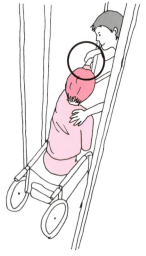

② 立ち上がりの準備：手すりの把持
　立ち上がり動作開始前の準備として，膝を屈曲させ，足部を引きます．手すり（L字手すりの場合は，縦手すり部分がよい）を握ってもらいます．

③ 立ち上がりの準備：体幹の前屈

体幹を前屈し，前方へ重心を移動させることで立ち上がりの準備をします．

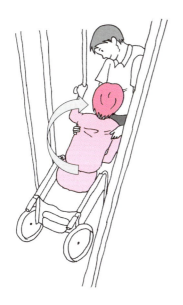

④ 立ち上がり：殿部の離床

体幹前屈位（手順③）で，前方に水平に重心を移動させ，足部の上に重心をすべて移動させます．足部に重心がすべて移動すると，殿部が離床してきます．

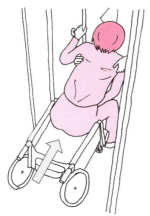

⑤ 移乗：方向変換１

殿部の離床を確認し，膝を伸展させます．手すりが正面に来るまで方向変換します．更衣に介助が必要な場合は，この段階で行うとよいでしょう．

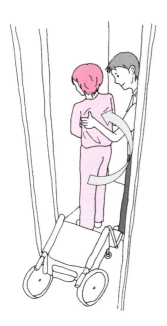

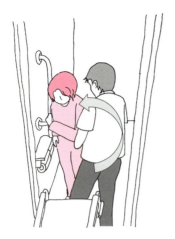

⑥ 移乗：方向変換2
さらに身体を回旋させ，着座の準備位置まで方向変換を行います．

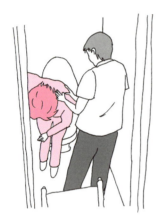

⑦ 着座
ゆっくりと着座させます．

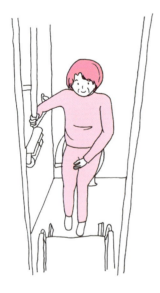

⑧ 完成
着座後は，座位が安定したことを確認します．

こんな時・・・・

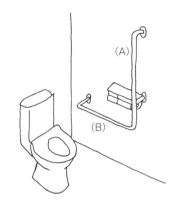

トイレ内などに設置してあるL字手すりを使用する場合は，縦手すり（A）は立ち座り時の重心の上下移動のある時，横手すり（B）は，座位保持を安定させたいときに使用しましょう．

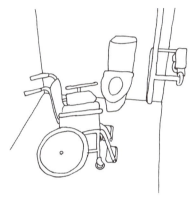

車いす用のトイレを使用する場合は，通常の移乗と同じように斜位での接近が可能となります．

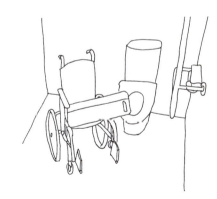

移乗時にトランスファーボードを使用する場合は，便座の側方に接近すると移乗がしやすくなります．

リスク管理と心構え

- 限られたスペース内では，介助もしづらくなります．設置してある手すりの利用方法や利用できる福祉用具についての知識があると，その場に応じた対応がしやすくなります．
- 在宅生活では，狭いトイレが多く，車いすの接近が困難な場合も多くあります．退院・退所に向けて，練習が必要です．

（3）車いす・乗用車間の移乗

　車いす・乗用車間の移乗は，ドアが開いていたり介助スペースが狭かったり，シート向きが固定されていたり，通常の移乗時と比べて難易度が高いです．加えて，乗用車も軽自動車，セダンタイプ，ワゴンタイプなど，様々なタイプがあり，車体の高低や，車高（乗用車内の天井の高さ）にも違いがあり，移乗のバリエーションも多くなります．

> **ポイント整理**
>
> 　乗車時（乗り込み時）の順番が重要です．車高の低い乗用車の場合は殿部から，高い乗用車の場合は右下肢から乗り込みます．また，ずり落ちなどが起きやすいので，姿勢が安定するまでは介助や見守りを行うようにしておきましょう．

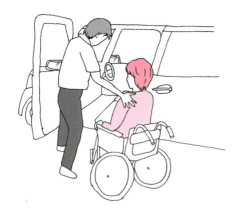

麻痺がある場合もない場合も同様
〔車高が低い乗用車の場合〕
① **移乗方法の選択と立ち上がりの準備**
　車いすと乗用車の高低差や車体・車高を観察し，移乗方法を選択します．車いすを車体に斜位につける．立ち上がりの準備を行います（▶35ページ手順②，③）．

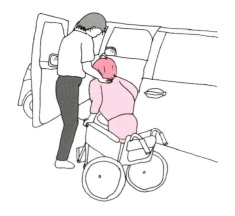

② **立ち上がり開始：体幹前屈，殿部離床**
　体幹を前屈させ，足部に完全に重心を移動させ，殿部を離床させます．

3．移乗場面　**53**

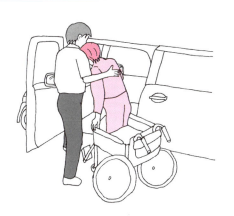

③ 立ち上がり：膝伸展

　アシストグリップやサポートグリップなど，車内につかまるところがあれば握ってもらいます．そして，膝を伸展させます．

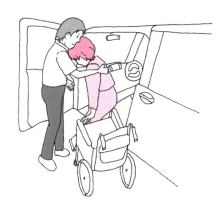

④ 移乗：方向変換

　回旋し，殿部をシート側に向けます．

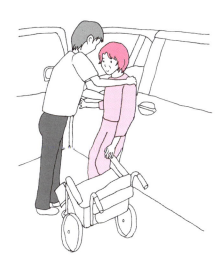

⑤ 移乗：着座

　ゆっくり殿部をシートに載せます．

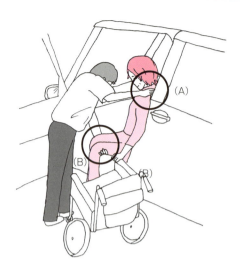

⑥ 移乗：回旋

シートに座った状態で，介助者は対象者の体幹を支えながら（A），両下肢を車内に載せます（B）．

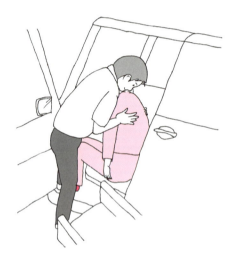

⑦ 姿勢の調整1

再度，体幹を前屈させ殿部を浮かせます．

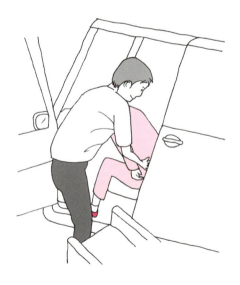

⑧ 姿勢の調整2

浮いた殿部を運転席側に移動させます．

3．移乗場面 55

⑨ 完成

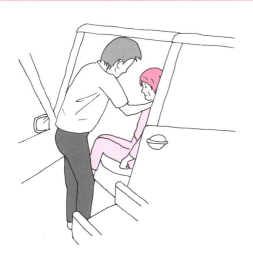

こんな時・・・・

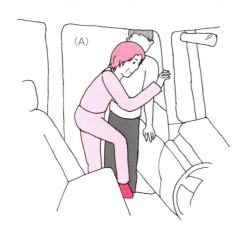

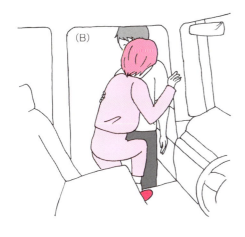

車高が高い乗用車の場合は，フレームやグリップを握りながら，まず，右足を車内にのせます（A）．その後，殿部をシートにのせます（B）．

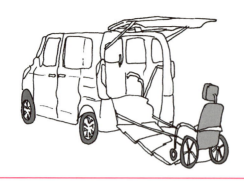

移乗が難しい場合は，左図のように福祉車両を利用することも可能です．シートが車外に出るタイプやスロープやリフトを用いて車いすごと車内に入れるものがあります．

リスク管理と心構え

- シート位置が高い場合は，移乗した後も殿部が十分にシートにのっておらず，ずり落ちることがあります．介助者は，対象者の安全に配慮し，シートに完全に移乗でき，姿勢が安定するまで気を付けましょう．
- 移乗中にグリップやフレームなども持ちやすい場所がない場合は，開いたドアを持つことがあります．その場合は，手・指の挟みこみに注意が必要です．

4．移動場面

（1）装具装着

　下肢装具は，対象者の生活空間の拡大のための移動に際して，低下した身体機能を補うものです．下肢装具の代表的なものとして，短下肢装具と長下肢装具があります．

> **ポイント整理**
>
> 　装具は，きちんと装着することが重要です．すなわち，①踵が装具の中で浮かないこと，②ベルト類がしっかりと留められていること（強く留め過ぎず，緩く留めず），③装具が皮膚に接触していないこと（皮膚のこすれや痛みが起こっていないか）です．

1）短下肢装具の装着〔左麻痺の場合〕

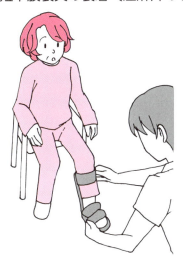

① 装具をつける

　対象者の座位バランス能力があることを確認した後，座位を取らせます．そして，装具を装着する側の下肢を持ち上げ，最初に踵を装具に収めます．その後，足先から下腿までの全体を収めます．

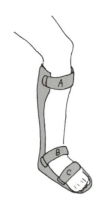

② ベルトをしめる

　ベルトの装着は，足首（足関節）B→足先（足先部）C→下腿部Aの順に行います．

③ 靴を履かせる

　（プラスチック装具の場合）下腿に装具がしっかりと装着されたことを確認した後，靴を履かせます．

④ 皮膚の状態を確認する

　装具が皮膚に当たっていないか，皮膚の痛みが出ていないかを確認します（ただし，脳卒中の方は感覚障害を合併していることがあるので，必ず問診・視診・触診を行い確認してください）．

2）長下肢装具の装着〔左麻痺の場合〕

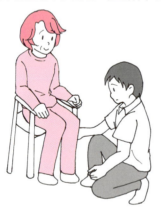

① 座位を取らせる

　対象者に座位バランス能力があることを確認した後，座位を取らせます．

4．移動場面　　**59**

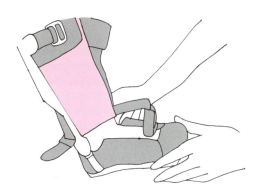

② 装具をつける

　装具を装着する側の下肢を持ち上げ，最初に踵を装具に収め，その後足先から下腿までの全体を収めます．

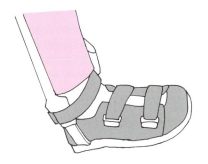

③ 下肢を装具に収める

　次いで，膝関節から大腿部までを含めた下肢全体を装具に収めます．

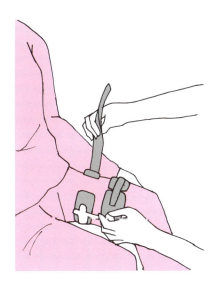

④ ベルトをしめる

　ベルトの装着は，足部（靴のベルト）→足関節付近（ストラップ）→下腿部→大腿部→の順に行います（膝当ては後の工程で説明します）．

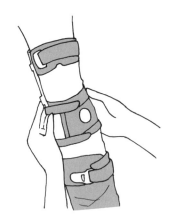

⑤ 膝関節をロックする

膝を伸ばし（伸展し），膝関節（膝継手）のロックをします．

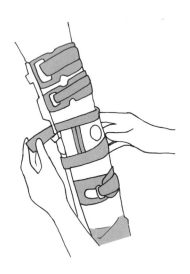

⑥ 完了

最後に膝当てを留めます．

こんな時・・・・

- 脳卒中の場合，筋緊張亢進（痙縮）により，足関節や足趾（足指）が屈曲位（下を向く状態）を取りやすくなります．靴の中に足趾が入りにくくなる場合は，あらかじめ装具（靴）のタン（ベロ）をめくっておくと良いでしょう．また，踵が浮いて装具に踵がしっかりと収まらなくなる場合は，膝の上から踵方向に向かって下腿を押すと収まりやすくなります．
- 脳卒中の場合，筋緊張亢進（痙縮）により，膝関節を曲げるのが難しくなります．その時には，気持ちをリラックスさせた上で，少し時間をかけてゆっくりと曲げてください（ある程度曲がればその後は筋緊張が急に低下するジャックナイフ現象が起こり，曲げやすくなることがあります）．

リスク管理と心構え

- 座位バランスが不良な場合は転倒の危険があります．転倒は座位を取っているだけでも起こる場合がありますが，介助者が下肢を持ち上げることで後方に倒れる場合があります．したがって，背もたれ・肘当て付きの椅子か車いすで座位を取らせたほうが危険を減らせます．そして，その際に足底が床面か車いすのフットプレートに接地していることも確認しておいてください．
- 装具は靴下を履いた上で装着させることで皮膚の異状の発生を防ぐことにも繋がります．
- 装具を外した後は，必ず下肢の皮膚の状態（圧迫の痕や出血などの有無）を確認しておくことが必要です．

(2-a) 平地の歩行移動

　平地の移動は，杖や歩行器を用いることで，歩行のスピードが増したり，距離が拡大したり，転倒を予防したりなどが可能です．

ポイント整理

　杖や歩行器を用いると支持基底面が広がりバランスを崩しにくくなります．杖（歩行器）歩行は，杖（歩行器）の高さや種類，杖（歩行器）と両下肢を出す順番が重要です．

1）支持基底面について

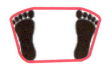
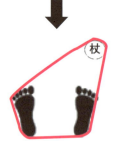

両方の足部とそれに囲まれる部分（面）を支持基底面といい，ヒトは自分の重さの中心（重心）をその中に収めることで，安定した立位姿勢を保つことができます．

杖を持つことで，杖の先端と両方の足部とで囲まれることで，支持基底面（面積）が拡大し，より安定性が増すことになります．

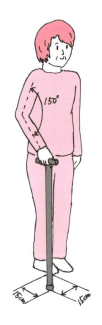

① 杖の長さの合わせ方（T字杖の場合）

杖の先を，杖を持つ側の小趾（小指）から前方15 cm，側方15 cmに置き，杖の握りが杖を持つ側の肘関節を150°に曲げた状態で，橈骨の茎状突起と同じ高さになるようにします．〔左麻痺の場合〕

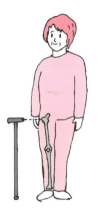

② 杖の長さの合わせ方（簡易な杖の場合）

簡易な杖の長さの合わせ方としては，杖の握りの高さが，大腿骨の大転子と同じ高さになるようにします．ただし，膝関節や股関節が曲がっている場合は大転子の位置が低くなるので注意しましょう．〔左麻痺の場合〕

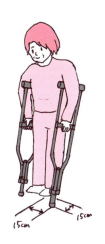

③ 杖の長さの合わせ方（松葉杖の場合）

　杖の先を，杖を持つ側の小趾（小指）から前方15 cm，側方15 cm に置き，杖の握りが杖を持つ側の肘関節を150°に曲げた状態で，橈骨の茎状突起と同じ高さになるようにします．

　脇当ては腋窩との間で4横指分すき間を作ります（腋窩までの高さにすると神経などを圧迫する危険があります）．〔麻痺なし〕

A．杖

杖を用いた歩行では，歩行バランスや下肢への荷重負荷などを考慮して歩き方を調整します．

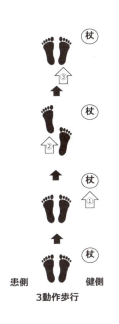

① 3動作歩行

　①杖を出す→②杖を持つ側の反対側（患側）の下肢→③杖を持つ側（健側）の下肢の順に行います．次に述べる2動作歩行よりも安定性が増し，また患側への荷重量が少なくて済み，動作が1つ多い分，歩行速度も遅くなります．

② 2動作歩行

①で杖と患側を同時に出し，次に健側を出します．この歩行の場合，杖を持たない時と同じ2動作となるため，歩行スピードは速くなります．

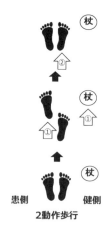

揃え型：①で患側を出したつま先に揃えるように，②健側を出す方法を，揃え型といいます．後に述べる前型よりも下肢を踏み出す距離が短いので，歩行のスピードは落ちてしまいますが，バランス能力が低い方には揃え型が適しています．

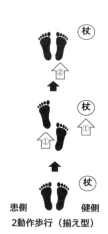

前型：①で患側を出したつま先よりも，②で健側を前に出す方法を，前型といいます．前に述べた揃え型よりも下肢を振り出す距離が長いので，歩行のスピードは上がりますが，その分動きが大きくなります．

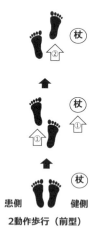

ポイント整理

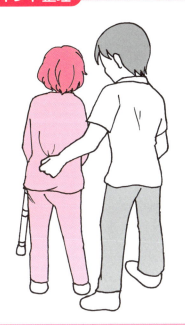

1本杖の場合は，介助者は杖を持っていない側に位置します．対象者のバランス能力によって，監視のみのレベルなのか，それとも介助が必要なのかを判断します．

対象者の介助は，軽く手を添える程度から下衣の腰の部分をしっかりとつかまえる程度まであります．対象者のバランス能力などに合わせた適切な介助が必要です．〔右麻痺の場合〕

B．歩行器
1）歩行器を使用した場合

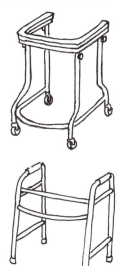

歩行器は，脚の部分が車輪になっているもの（4輪型）とそうでない（点になっている）もの（4脚型）に分けられます．

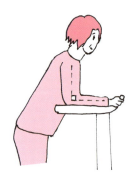

■ 4輪型歩行器〔麻痺なし〕

　4輪型は持ち上げることなく、そのまま前後移動することが可能ですが、4点型は一度歩行器を持ち上げないといけません（別名ピックアップ型といいます）。

　また、4輪型は4脚型よりも推進力があるため、歩行のスピードが出やすい特徴があります。4輪型のアーム付きの場合は、肘関節が90°屈曲位になる高さに調整します。

■ 4脚型歩行器〔麻痺なし〕

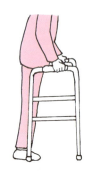

　4脚型は、①で歩行器を持ち上げてから前に出し、②で片足（患側）を前に出し、③でもう片方を前に出し揃えます。4脚型は肘関節を150°に曲げた状態で、橈骨の茎状突起と同じ高さになるよう（T字杖の握りの高さを揃えるのと同じ）にします。

　両足の位置は、歩行器の後脚のあたりに来るよう（やや体が前傾する状況）にします。4輪型も含めて、介助者は患側の斜め後ろに位置します。

こんな時・・・・

a b c

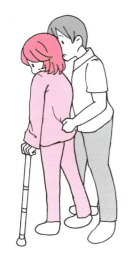
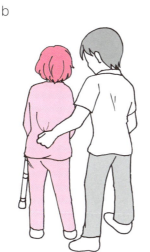
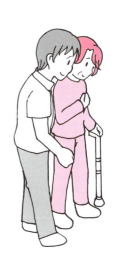

　方向転換をする時は，たとえば右片麻痺の場合は，左方向へ回ります．これは，回転に伴い，円の外側に重心が移動するのを，健側や杖で受けさせるためです．ただし，麻痺側が回転の軸にならないよう気を付ける必要があります．

リスク管理と心構え

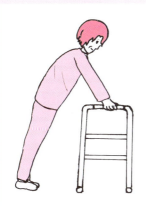
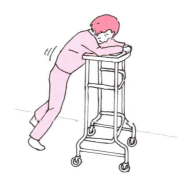
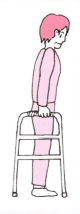

　歩行器の場合に，体と歩行器との位置関係には注意する必要があります．歩行器が前に位置していると，歩行時の推進力が高まりますが，歩行器が前に位置しすぎていると，4脚型はもちろんのこと，4輪型でも前方へ転倒する危険性が増します．歩行器の前脚近くに両足があると，後方へ転倒する危険性が増します．〔麻痺なし〕

(2-b) 坂道の歩行移動

自宅や施設の玄関を出るとすぐに坂道（スロープ）が設けられている場合がありますが，対象者の生活空間の拡大のための移動に際しては，坂道の移動の良し悪しが重要になります．

ポイント整理

坂道の昇り・降りの両方とも，足を出す順番と，足の出し方をしっかりと覚えていただくことがポイントです．

A．昇る
1）坂道の昇り方（杖を1本使用し，下肢の麻痺の程度が軽い場合）

杖を用いた坂道の昇りでは，麻痺側の麻痺の程度が軽く，足関節の背屈の角度が0°以上まで動かせる場合には，平地歩行と同じ要領で杖および両下肢を前に出します．

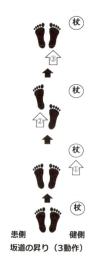

坂道の昇り（3動作）

① 3動作歩行

①杖を出す→②杖を持つ側の反対側の下肢（患側）→③杖を持つ側の下肢（健側）の順に前に出します．その際，両足は揃えたほうがよいでしょう．

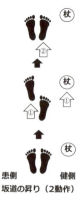

坂道の昇り（2動作）

② 2動作歩行（杖を1本使用し，下肢の麻痺の程度が軽い場合）

①で杖と患側を同時に出し，次に健側を出します．その際，両足は揃えたほうがよいでしょう．

B. 降りる
1) 杖を1本使用した場合

坂道の降り（3動作）

① 3動作歩行

①杖を出す→②杖を持つ側の反対側の下肢（患側）→③杖を持つ側の下肢（健側）の順に前に出します．その際，両足は揃えたほうがよいでしょう．

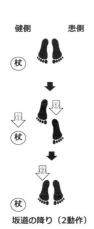

坂道の降り（2動作）

② 2動作歩行

①で杖と患側を同時に出し，次に健側を出します．その際，両足は揃えたほうがよいでしょう．

こんな時・・・・

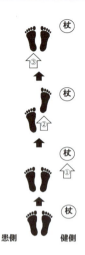

患側の麻痺の程度が軽くない場合や筋緊張が亢進して，前に出すのが難しい場合，また足関節の背屈が0°を超えない場合は，3動作歩行の場合に，①で杖を前に出し，次いで②で健側を前に出し，③で患側を前に出すと良いでしょう．

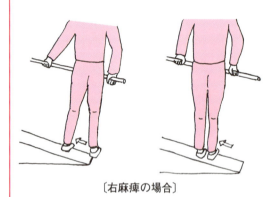

〔右麻痺の場合〕

ただし，普段の足の出し方（杖→患側→健側）とは順番が異なるため，普段の出し方に慣れてしまっている場合は，坂道でいきなり足の出し方を変えるよりは，あらかじめ平地で練習をしておくことを勧めます．

また，横歩きの要領で坂道を移動する方法もありますが，昇る時も降りる時も，常に山側（昇り坂の場合は前方，下り坂の場合は後方）に健側があるようにしてください．

リスク管理と心構え

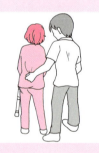

対象者の介助は，軽く手を添える程度から下衣の腰の部分をしっかりとつかまえる程度までありますが，対象者のバランス能力などに合わせた適切な介助が必要です．〔右麻痺の場合〕

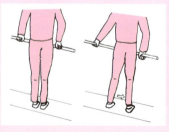

患側に体重を乗せるのが難しそうな場合は，昇る時も，降りる時も基本的には山側に健側があるように心構えをしておく必要があります．これは山側にある下肢（健側）で体重を支える必要があるからです．〔右麻痺の場合〕

(2-c) 階段の歩行移動

自宅や屋外を問わず，階段（段差）を移動することは必要に多いですが，対象者の生活空間の拡大のための移動に際しては，階段（段差）の移動の良し悪しが重要になります．

> **ポイント整理**
>
> 階段の昇り・降りの両方とも，足を出す順番と，足の出し方をしっかりと覚えてもらうことがポイントです．

A．昇る
1）杖を1本使用した場合〔右麻痺の場合〕

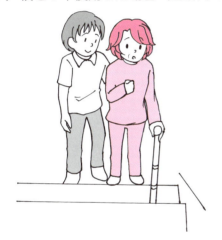

① 杖を一段上に乗せます

この際，対象者の不安を取り除くために必要に応じて腰を支えます．

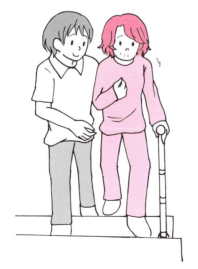

② 杖を持つ側の下肢（健側）を一段上に乗せます

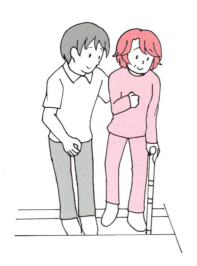

③ 杖を持つ側の反対側の下肢（患側）を一段上に乗せます

B．降りる
1）杖を1本使用した場合〔右麻痺の場合〕

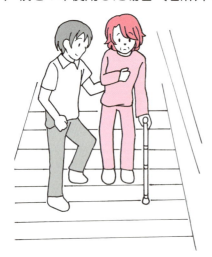

① 杖を一段下に降ろします

　この際，対象者の不安を取り除くために必要に応じて腰を支えます．

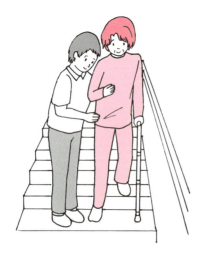

② 杖を持つ側の反対側の下肢（患側）を一段下に降ろします

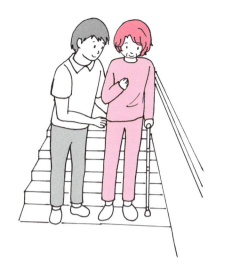

③ 杖を持つ側の下肢（健側）を一段下に降ろします

2）手すりを使用する場合

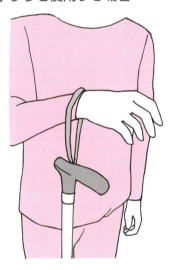

杖を用いての階段昇降に恐怖心がある場合や両下肢の筋力低下などがある場合，麻痺側下肢の筋緊張が亢進している場合は手すりを使用する場合もあります．その際は，杖に付いている紐に手を通したのち，手すりをつかみます．〔左麻痺の場合〕

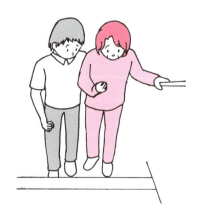

この場合の手と足を出す順番ですが，昇りも降りも前述した1本杖でも昇り降りの方法と同じで構いません（昇り：①手（手すり）→②健側→③患側，降り：①手（手すり）→②患側→③健側）．〔右麻痺の場合〕

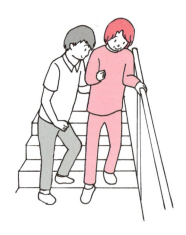

こんな時・・・・

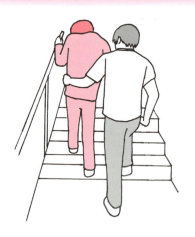

後ろ向き〔右麻痺の場合〕

　恐怖心が強く，階段を降りるのが難しい場合や昇る時に健側にしか手すりがなく，降りる時には患側に手すりがある場合などでは，後ろ向きで降りる方法もあります．

　後ろ向きの場合の降り方は，①患側→②健側→③手（手すり）の順番となります．

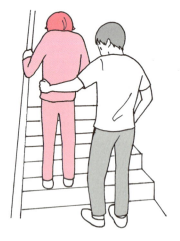

横向き〔右麻痺の場合〕

　片方にしか手すりがない場合に，昇り，もしくは降りを横向きで行う方法があります．この場合，昇る時も降りる時も，常に山側（昇り坂の場合は前方，下り坂の場合は後方）に健側があるようにしてください．

　昇りは，①手（手すり）→②健側→③患側の順に，降りは①患側→②健側→③手（手すり）となります．

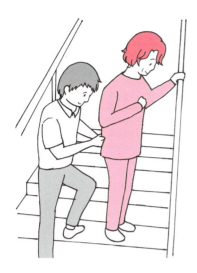

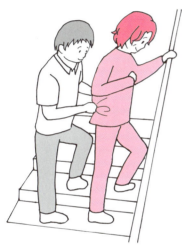

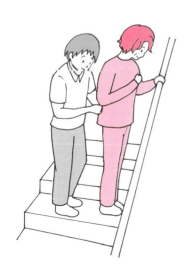

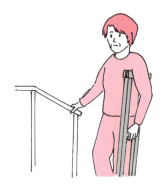

杖を2本使用している場合(両手が使え,一側下肢が患側の場合)

　杖を2本使用している場合は,階段の昇り降りの前に,手すりをつかまない方の手で2本の杖をまとめてつかみます.

　昇る時も,降りる時も手すりをつかむ側の上肢,下肢を出す順番は1本杖の時と同じ(昇り:①手(手すり)→②健側→③患側,降り:①手(手すり)→②患側→③健側)となりますが,2本杖を持つ側は患側と一緒に持ち上げ(降ろし)ます.)〔麻痺なし〕

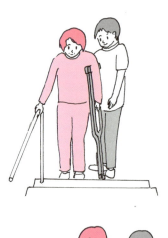

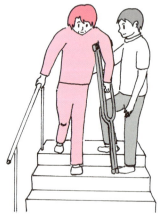

リスク管理と心構え

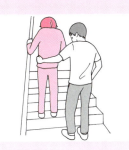

階段は平地と異なり転倒時の衝撃が大きくなるため，対象者のバランス能力などに合わせた適切な介助が必要です．場合によっては下衣の腰の部分をしっかりとつかまえた方がよいでしょう．

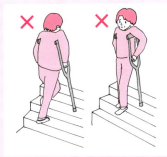

2本の杖（特に松葉杖）を使用している場合，両方を同時に上段に上げてしまうと，体と階段との間で杖がつっかえ棒になり（脇が突き上げられ），体の上段への移動が妨げられるばかりか，場合によっては後方へ転倒する危険がでてきます．降りる時も杖を降ろすのが最後になってしまうと，脇の突き上げにより転倒の危険が増します．

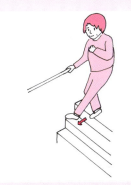

片麻痺者で筋緊張が亢進している場合，患側を降ろそうとする時に，下肢が内側に入り（股関節が内転し），健側を降ろしにくくなることがあります．この場合は，前述した後ろ向きで降りる方法がよいでしょう．

(3-a) 平地の車いす移動

　車いすでの平地の移動は，屋内（室内）だけでなく，屋外（歩道，施設，交通機関）など，様々な場所で行われます．まず，車いす上で，乗車している人が正しく腰かけているか，足部がフットプレート上にあるか，上肢や衣服が大車輪に巻き込まれていないかなどを確認し，ブレーキを介助したのち，握りをしっかりと握って移動します．ただし，発車する前に必ず周囲を見回し，乗車している人へ発車することを伝えてからがよいでしょう．

> **ポイント整理**
>
> 　車いすで移動する路面の状況によって，前向きに車いすを押す場合や後ろ向きに引く場合，キャスターを持ち上げ大車輪のみでその場を通過させる場合など色々と工夫する必要があります．

車いすの名称について

車いす（標準型）の各部位の名称と役割は以下の通りです．

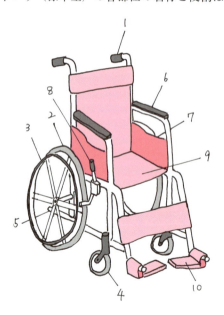

1. 握り（グリップ）：介助者が握ります
2. 大車輪（駆動輪）
3. ハンドリム：乗車している人がこれを回して大車輪を駆動させます
4. キャスター（前輪）
5. ティピングレバー：キャスターを浮かせる際に介助者がこのレバーを踏みます（握りだけを下に押す力が少なくて済むようになります）
6. アームサポート：乗車している人の肘（前腕）を載せます
7. スカートガード：乗車している人の衣服が大車輪に巻き込まれないようにします
8. ブレーキ：大車輪の動きを止めます（停車時）
9. 座面（シート）：乗車時に殿部を載せます
10. フットプレート：乗車している人の足を載せます

キャスター（前輪）上げの方法

介助者がティピングレバーを踏みながら，握りを下に押します．

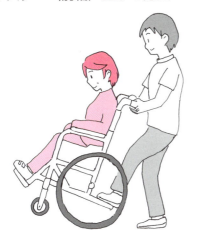

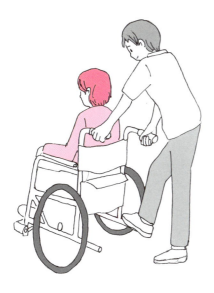

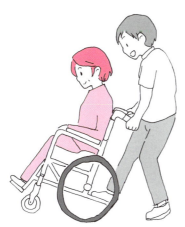
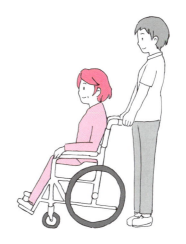

1）若干の不整地の移動のしかた

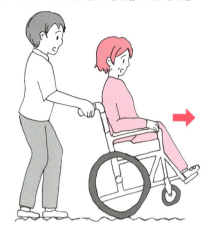

　明らかな段差ではないものも，そのまま車いす移動をするとキャスターからの振動が不快になることがあります．前進する場合は，キャスターを持ち上げ大車輪のみで走行するとよいでしょう．また，後ろ向きで移動すると大車輪によって振動が吸収されるので不快感が減少します．

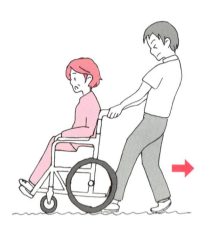

2）エレベーターへの乗り降りについて

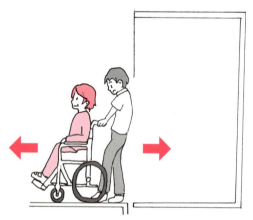

　廊下とエレベーターとの隙間がない場合は，後ろ向きで乗り込み，エレベーター内では回転をせず，降りるときはそのまま前向きで降ります．ただし，廊下とエレベーターとの隙間がある場合は，キャスターがその隙間に挟まらないように，少し持ち上げてから降ります．

3）電車の乗り降りについて

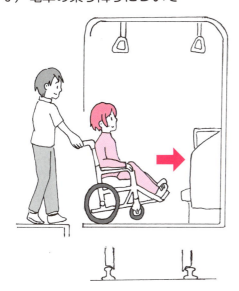

駅のホームと電車との隙間があるので，キャスターを持ち上げてから前向きに乗り込みます．

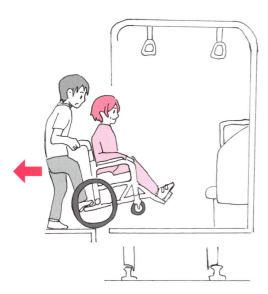

降りる場合はキャスターを持ち上げてから後ろ向きに降ります．

こんな時‥‥

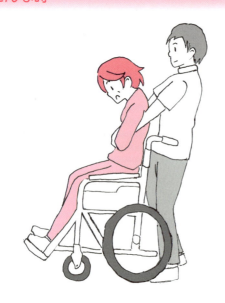

車いすに長時間座っていると殿部が前にずれたり，左右どちらかに体が傾いたりすることがあります．

その場合は介助者が車いすの後方から抱き上げ，殿部の位置や体の傾きを調整するとよいでしょう．

リスク管理と心構え

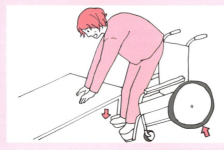

フットプレートに足を乗せたまま立ち上がろうとすると，車いすが前方に傾き，転倒する危険がありますので，必ず，フットプレートを上にあげてから立ち上がるようにしてください．

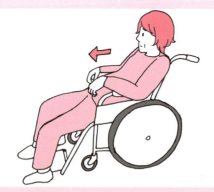

長時間の車いす乗車の場合や，そもそも車いすに座る段階で，殿部の位置が前にあると，殿部が車いすの座面よりずり落ちてしまうことがありますので注意してください．

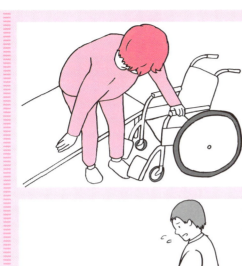

　車いすのブレーキがかかっていないと，ベッドや便座などから車いすに移る際に，車いすが動いてしまい，転倒につながる危険があるので，ブレーキの確認を怠らないように気を付けてください．

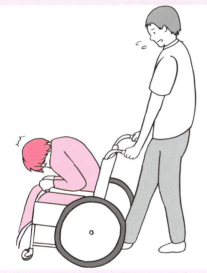

　前向きでスピードを出して移動したのち，急に車いすを止めると，乗車している人が前方に倒れる危険があります．また，逆に後ろ向きに急発進した場合も同様の危険があるので気を付けてください．

(3-b) 坂道の車いす移動

自宅の玄関付近や施設の入り口付近で坂道（スロープ）が設けられている場合があります．坂道の勾配がほとんどない（平地に近い）状況であれば，そのまま前向きで移動すればよいですが，ある程度の勾配からは移動のしかたに工夫が必要です．

> **ポイント整理**
>
> 坂道の昇り・降りの両方とも，車いすに乗車する人が山側（昇り坂の場合は前方，下り坂の場合は後方）を向いていることがポイントです．

A．昇る

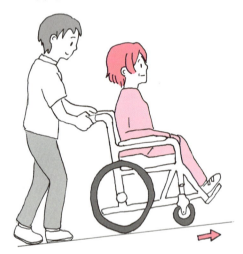

昇りの際は，車いすに乗車している人が山側を向くようにし，介助者は車いすの後方に位置して，車いすに押し戻されないように気をつけて押します．

B．降りる

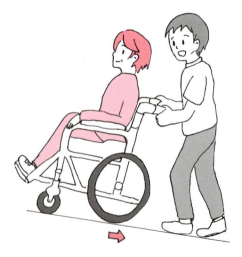

降りの際は，車いすに乗車している人が山側を向くようにし，介助者は車いすの後方に位置して，車いすに押し戻されないように気をつけて後ろに下がります．

こんな時・・・・

「高齢者，障害者等の移動等の円滑化の促進に関する法律（バリアフリー法）」では坂道（スロープ）の勾配は屋内の場合は1/12（約5°）以下，屋外の場合は1/15以下（約4°）とされています．公共の建物や新たに自宅にスロープを設置する場合は，その勾配が低いかと思いますが，一般道の坂道では，1/12勾配（約5°）を超えている箇所もあるかもしれません．その場合にその坂道で無理をして車いすで昇り・降りをすることは介助者に負担がかかるどころか事故を起こす可能性があります．

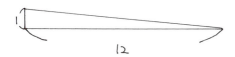

したがって，傾斜のきつい一般道の坂道などを移動する場合は，代替手段の検討が必要になる場合があります．

リスク管理と心構え

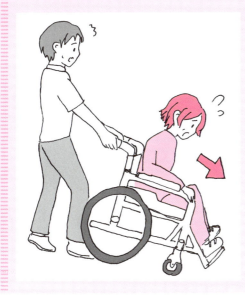

車いすで昇る時も降りる時も，山側でなく谷側を向けて介助すると，乗車している人が車いすより転落する危険があります（常に山側を向かせて移動してください）．

(3-c) 段差の車いす移動

自宅内や屋外を問わずあらゆるところで段差に遭遇します．段差がほとんどない（平地に近い）状況であれば，そのまま前向きで移動すればよいですが，ある程度の段差がある場合は移動のしかたに工夫が必要です．

> **ポイント整理**
>
> 段差の昇り・降りの両方とも，段の所にキャスターは触れさせずに移動することがポイントです．

A．昇る
1）前向きの場合

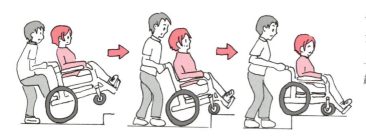

段差の正面に立ち，まず，キャスターを持ち上げます．そのまま前進し，キャスターを一段上に乗せ，最後に大車輪で段を越えます．

2）後ろ向きの場合

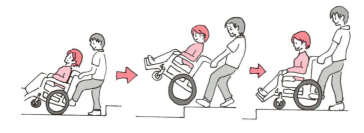

段差に後ろ向きに近づき，まず，キャスターを持ち上げます．そのまま後退し，大車輪で段差を越えた後，キャスターを降ろします．

B．降りる
1）後ろ向きの場合

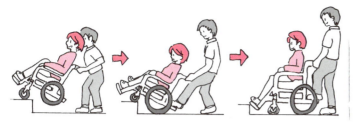

段差に後ろ向きに近づき，まず，キャスターを持ち上げます．そのまま後退し，大車輪で段差を越えた後，キャスターを降ろします．

2）前向きの場合

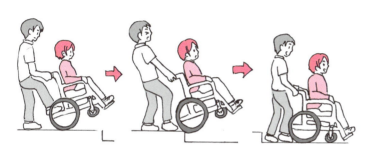

段差の正面に立ち，まず，キャスターを持ち上げます．そのまま前進し，大車輪で段を降りた後，キャスターを降ろします．

こんな時・・・

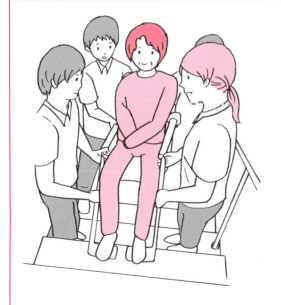

階段の昇り降り

階段を，車いすを持ち上げて昇り降りする場合は介助者が2〜3人は必要です．昇りの時も，降りの時も乗車している人は山側（昇り坂の場合は前方，下り坂の場合は後方）を向くようにしてください．

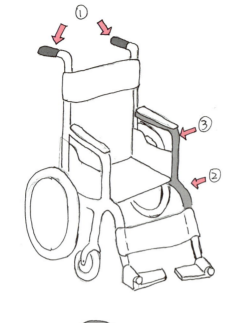

　3人介助の場合，1人は両方の握り（①）を，残りの2人はフットプレートやスカートガード付近のバー（②，③）を持ちます．

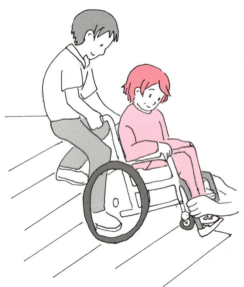

　もし，車いすを完全に持ち上げることが出来ない場合や，階段の段差が低い場合は，大車輪を接地させながら昇り・降りさせる方法もあります．
　この場合は昇り・降りともに谷側（昇り坂の場合は後方，下り坂の場合は前方）を向くことになります．

リスク管理と心構え

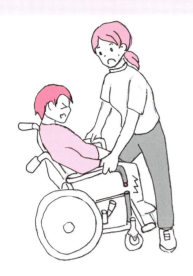

車いすの種類によっては，握りやスカートガード，フットプレートの部分が外すことが可能な構造になっている場合があり，車いすを持ち上げる際に，それらが外れてしまう危険があります．したがって，介助を行う前に，車いすの構造を確認しておくことが重要です．

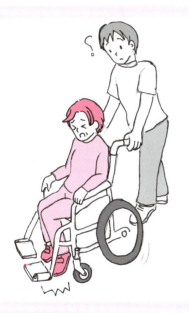

移動の介助後に乗車している人の足がフットプレートから落ちている場合があります．そのままにしておくと足部などを痛める危険があるので，介助後は再度，車いすにしっかりと乗車しているかの確認しましょう．

Ⅲ 作業療法士からの提言

1. 更衣場面

(1-a) 上衣：前開きシャツ

A．座位の着衣〔右片麻痺の場合〕

座位で前開きシャツを着せる方法です．上肢を動かしても座位バランスが安定していることが必要です．

ポイント整理

患側の上肢，健側の上肢の順で着せます．患側の上肢や肩に痛みがある場合は，対象者の上肢を動かさずに，服を動かすようにします．対象者ができる動作は，自分で行ってもらいます．

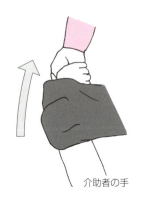
介助者の手

① 袖を手繰る

介助者は，対象者の患側になる袖口から袖を手繰って，介助者自身の腕に通しておきます．

指に衣服が引っかからないように，対象者の手を覆うように握ります．

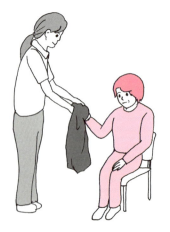

② 袖に患側上肢を通す

患側の手を覆うように握り，手繰った袖を，患側上肢に移します．

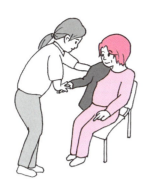

③ 上着を肩まで上げる

　患側上肢に袖を通し，衣服を肩までしっかり上げます．その際，袖がねじれないようにします．
　上肢や肩関節に痛みがある場合は，患側上肢は動かさずに，衣服を上げていきます．袖を通す際に，肌着の袖がずり上がらないように注意します．

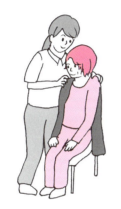

④ 上着を健側にまわす

　衣服の肩や脇の部分を身体の肩や脇に合わせます．襟がある場合は，襟を整えておきます．

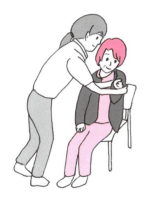

⑤ 健側の袖を通す

　健側上肢を誘導し，腕を通してもらいます．袖に腕を通す際に，肌着の袖がずり上がらないように注意します．

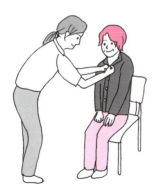

⑥ ボタンを留める

　上着の前後を整えてボタンを留めます．

> **こんな時‥‥**
>
> **患側上肢に痛みがある場合**
>
> 　脳卒中片麻痺の方の中には，患側上肢を触るだけで痛みを訴えられることがあります．そのような場合は，介助者の手全体で対象者の上肢を下から支えるように持って，ゆっくりと動かしましょう．介助者が指先に力を入れて対象者の上肢を握り，引き上げると痛みが強くなります．

リスク管理と心構え

　肩関節の主な動きは，肩甲骨と上腕骨がつくる肩甲上腕関節で起こります．肩甲上腕関節は肩甲骨に上腕骨が靱帯や筋の力でぶら下がっている不安定な関節です（図1）．そのため，筋の麻痺や感覚障害がある場合，他動的に動かすと本来動かない方向に動かしても動いてしまうので注意が必要です．

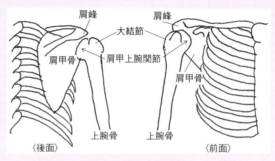

図1　肩甲上腕関節

　不適切な動きをさせると，肩甲上腕関節を痛め，その後，痛みが生じる可能性があります．
　麻痺のある肩関節を他動的に動かす場合は，ゆっくりと正しい方向に正しい範囲で動かしましょう．

　肩関節の屈曲と外転の参考可動域は180°とされますが，個人差があるので180°まで動かない方も多く，参考可動域まで動かすのは危険です．さらに，肩関節の屈曲と外転は肩甲上腕関節の動きだけでなく，肩甲骨の上方回旋（図2）の動きも合わせて180°となります．肩

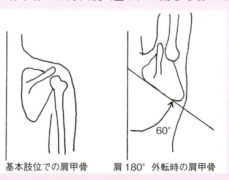

図2　肩胛骨の動き

関節外転では，見かけの外転角度の2／3が肩甲上腕関節，1／3が肩甲骨の上方回旋で行われるとされています（図3）．肩甲骨の動きが悪い場合，見かけの肩関節外転角度は大きく制限されます．

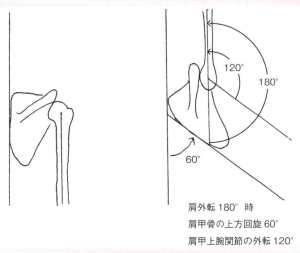

肩外転180°時
肩甲骨の上方回旋60°
肩甲上腕関節の外転120°

図3　肩関節外転時の肩甲骨と肩甲上腕関節の動き

　これらを考慮すると，介護時には，麻痺側の肩関節の拳上は90°程度までにとどめておく方が安全です．

　どうしても，90°以上外転しなければいけない時は，90°外転位で上腕骨を外旋させる（手掌を上に向ける）ことが必要です（図4）．手掌を下に向けたまま肩の外転を行っていくと，上腕骨の大結節と肩甲骨の肩峰がぶつかって動きが制限されます．それをさらに外転させると関節を壊してしまいます．

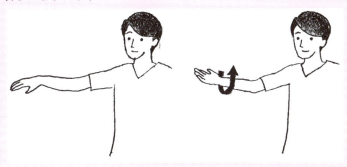

図4　肩外転90°で手掌を上に向ける

B．座位の脱衣〔右片麻痺の場合〕

座位で前開きシャツを脱がせる方法です．上肢を動かしても座位バランスが安定している必要があります．

> **ポイント整理**
>
> 着衣の順番を逆にして脱がせます．患側の上肢や肩に痛みがある場合は，対象者の上肢ではなく，服を動かすようにします．対象者ができる動作は，自分で行ってもらいます．

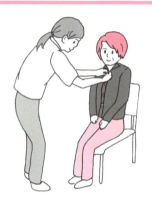

① ボタンを外す

ボタンを外して，前を開きます．

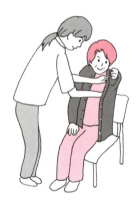

② 健側上肢を抜く

健側上肢を袖から抜いてもらいます．上肢を抜きやすいように，上着の袖を引っ張っておきます．

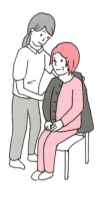

③ 上着を患側にまわす

上着の健側部分を患側にまわします．

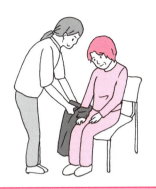

④ 患側上肢を抜く

上着の袖から患側上肢を抜きます．上肢や肩関節に痛みがある場合は，患側上肢は動かさずに，衣服を下げていきます．

こんな時・・・・

① 座位バランスが良く，健側上肢の機能が保たれ，意欲がある対象者の場合は，患側上肢から衣服の袖を引き抜く動作を自分で行ってもらいましょう．

② 衣服がボタンでなく，スナップ（ホック）の場合は，健側上肢でスナップをはずしてもらいましょう．自分でできる動作はできるだけ行ってもらいましょう．

リスク管理と心構え

上肢や頭部を動かさずに座り続けることができる方でも，上肢や頭部を動かすと重心が動き，座位バランスを崩しやすくなります．着衣動作の介助を行いながらも，座位バランスに注意しましょう．

座位バランスに不安がある時は，健側上肢から袖を抜く時以外は，手すりなどを握ってもらうといいでしょう．

C．臥位の着衣〔右片麻痺の場合〕

臥位で前開きシャツを着せる方法です．基本の手順は椅子座位での着衣と同じですが，側臥位にする必要があります

ポイント整理

患側上肢に袖を通し，健側下の側臥位で服を身体の下に入れ，患側下の側臥位で服を反対側に引き出し，袖に健側上肢を通すという順番で着させます．安全のために，患側に立って介助を行います．

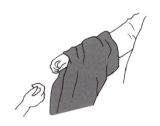

① 袖を手繰る

介助者は，対象者の患側になる袖口から袖を手繰って，介助者自身の腕に通しておきます．

指に衣服が引っかからないように，対象者の手を覆うように握ります．

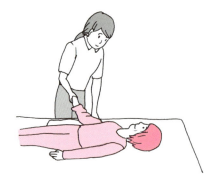

② 患側上肢を通す

　指が衣服に引っかからないように，対象者の手を覆うように握って，患側上肢に袖を通します．肩までしっかり入れておきます．

　上肢や肩関節に痛みがある場合は，上肢を挙上せずに行います．袖と一緒に肌着の袖がずり上がらないように注意します．

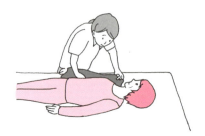

③ 患側前の衣服を広げる

　衣服の肩や脇の部分を身体の肩や脇に合わせます．患側の前部分の衣服を身体に合わせて広げます．

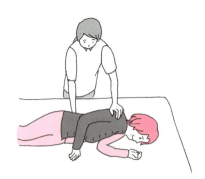

④ 健側の衣服を身体に敷きこむ

　健側下の側臥位にします（▶27〜29ページ）．介助者は片手で肩甲骨付近を支え，衣服の背の部分を身体に合わせます．さらに，衣服の健側の部分は，対象者の身体の下に押し込みます（次の手順⑤参照）．

　衣服やシーツに皺やねじれがないように整えて，背臥位に戻します．

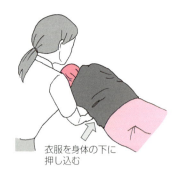

衣服を身体の下に押し込む

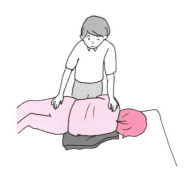

⑤ 衣服の健側の部分を引き出す

　患側下の側臥位にします（▶27〜29ページ参照）．片手で肩甲骨付近を支えます．もう一方の手で，衣服の健側部分を引き出します．

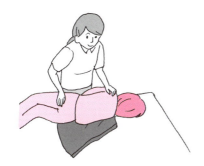

⑥ 衣服を広げる

　引き出した衣服の健側部分を広げます．衣服の背の部分やシーツに皺やねじれがないように整えます．背臥位に戻します．

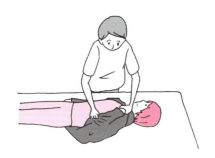

⑦ 健側上肢を通す

　健側上肢を誘導して袖に通します．肌着の袖がずり上がらないように注意します．

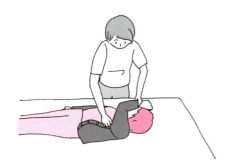

⑧ 左前の衣服を広げる

　衣服の肩や脇の部分を身体の肩や脇に合わせます．衣服の健側の部分を身体に合わせ，襟なども整えます．

⑨ ボタンを留める
衣服の左右を合わせて，ボタンを留めます．

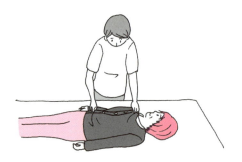

> **こんな時・・・・**
>
> 患側上肢に痛みがある場合
>   触るだけで痛みを訴えられる場合は，介助者の手全体で対象者の上肢を下から支えるように持ってゆっくり動かしましょう．介助者が指先に力を入れて対象者の上肢を握り，引き上げると痛みが強くなります．

> **リスク管理と心構え**
>
>   側臥位は不安定で保持するのが難しいため，対象者が腹側や背側に倒れてしまわないよう注意しましょう．介助者は，片手で対象者を支え，片手で着衣介助の動作を行いましょう．

D．臥位の脱衣〔右片麻痺の場合〕

臥位で前開きシャツを脱がせる方法です．基本の手順はいす座位での脱衣と同じですが，側臥位にする必要があります．

> **ポイント整理**
>
>   着衣の時と逆の手順で行います．①袖から健側上肢を抜く，②患側下の側臥位で服を身体の下に入れ，健側下の側臥位で手前に服を引き出す，③患側上肢から袖を抜くという順番で脱がせます．
>   安全のために，患側に立って介助を行います．

1．更衣場面

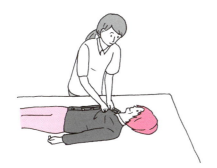

① ボタンを外す

　ボタンを外して，前を開きます．

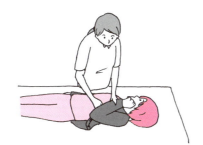

② 健側の上肢を袖から抜く

　健側上肢を袖から抜きます．

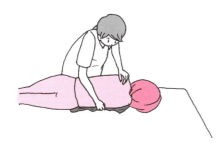

③ 衣服の健側の部分を押し込む

　患側下の側臥位にします（▶27〜29ページ）．片手で肩甲骨付近を支え，もう一方の手で，衣服の健側部分を身体の下に押し込みます．

　肌着やシーツに皺やねじれがないように整え，背臥位に戻します．

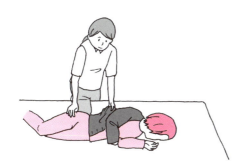

④ 衣服の健側の部分を引き出す

　健側下の側臥位にします（▶27〜29ページ）．衣服の健側の部分を引き出します．

　肌着やシーツに皺やねじれがないように整え，背臥位に戻します．

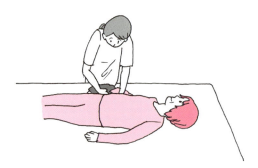

⑤ 患側の袖を抜く

患側上肢から衣服の袖を抜きます．

こんな時・・・・

健側上肢の機能が保たれている場合

健側の袖から，健側上肢を抜く動作を自分で行ってもらいましょう．その際，健側上肢を抜きやすいように，介助者は健側の袖を固定しておきましょう．

リスク管理と心構え

身体の下のシーツや，衣服，肌着の背の部分に皺がよらないようにしましょう．皺は不快感の原因となります．さらに，身体を動かせない人では，褥瘡の原因となることもあるので注意が必要です．

(1-b) 上衣：かぶりシャツ

A．座位の着衣〔右片麻痺の場合〕

座位でかぶりシャツを着せる方法です．上肢を動かしても座位バランスが安定している必要があります．かぶりシャツは，伸縮性のある素材のものや，ゆとりのあるサイズのもの，襟まわりが大きく開いたデザインのものが着せやすいと考えます．

ポイント整理

患側上肢に袖を通す，頭を出す，健側上肢を袖に通すという順番で着せます．患側上肢や肩に痛みがある場合は，上肢を動かさずに，服を動かすようにします．対象者ができる動作は，自分で行ってもらいます．

1．更衣場面

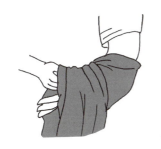

① 袖を手繰る

　介助者は，対象者の患側になる袖口から袖を手繰って，介助者自身の腕に通しておきます．

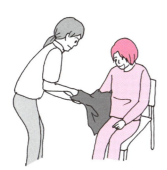

② 患側上肢を通す

　対象者の手を包むように握って，衣服の袖を患側上肢に通します．

　さらに，衣服は肩の上までしっかり上げておきます．

　患側上肢や肩関節に痛みがある場合は，患側上肢は動かさずに衣服を動かします．

　肌着の袖がずり上がらないように注意します．

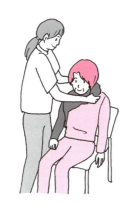

③ 頭を通す

　襟まわりを広げて頭を通します．頭を前に傾けてもらうと，頭を通しやすくなります．

　衣服で顔をこすらないようにします．頭髪が乱れた時は，直します．

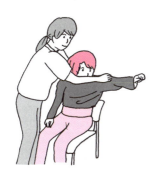

④ 健側上肢を通す

　健側上肢を誘導し袖を通してもらいます．袖を通してもらう際に，肌着の袖がずり上がらないように注意します．

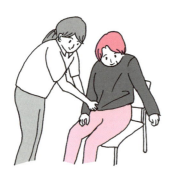

⑤ 裾を下ろす

　裾を下ろして整えます．衣服の肩や脇の縫い目を，身体の肩や体側に合わせます．

> **こんな時‥‥**
>
> 　座位バランスがよく，健側上肢の機能が保たれていて，意欲の高い対象者の場合，頭に衣服を通す動作や，健側上肢を袖に通す動作は自分でできるかもしれません．できる動作は，できるだけ自分で行ってもらいましょう．

> **リスク管理と心構え**
>
> 　かぶりシャツを頭に通す時，対象者は一瞬，服で周りが見えなくなります．視覚に頼ってバランスを保っている方はバランスを崩しやすくなるので，注意が必要です．

B．座位の脱衣〔右片麻痺の場合〕

座位でかぶりシャツを脱がせる方法です．上肢を動かしても座位バランスが安定していることが必要です．かぶりシャツは，伸縮性のある素材のものや，ゆとりのあるサイズのもの，襟まわりが大きく開いたデザインのものが脱がせやすいと考えます．

> **ポイント整理**
>
> 　着衣の逆の順番で衣服を脱いでもらいます．健側上肢を袖から抜く，頭を抜く，患側上肢から袖を抜くという順番です．患側上肢や肩に痛みがある場合は，上肢を動かさずに，服を動かすようにします．対象者ができる動作は自分で行ってもらいます．

1．更衣場面

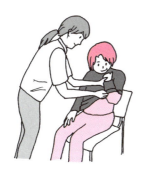

① 健側上肢を抜く

裾をたくし上げ，健側上肢を袖から抜きます．

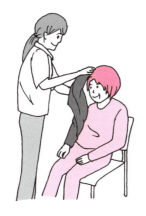

② 頭を抜く

襟まわりを広げ，頭を抜きます．
衣服で顔をこすらないようにします．
頭髪が乱れた時は直します．

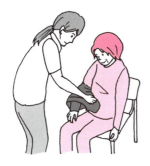

③ 患側上肢を抜く

患側上肢から衣服の袖を抜きます．

こんな時・・・・

座位バランスがよい場合，首を少し屈曲してもらうと，服から頭を抜きやすくなります．
座位バランスがよく，健側上肢の機能が保たれている場合は，最後に患側上肢から衣服の袖を抜き取る動作を，自分で行ってもらいましょう．

リスク管理と心構え

服を頭から抜く時，服をまっすぐ上に引き上げましょう．斜め方向に引き上げると対象者に横方向の力がかかり，バランスを崩しやすくなります．

C. 臥位の着衣〔右片麻痺の場合〕

臥位でかぶりシャツを着せる方法です．方法は2通りあります．かぶりシャツは，前開きシャツに比べて着脱が難しくなります．臥位でかぶりシャツを着脱する際は，伸縮性のある素材のものや，ゆとりのあるサイズのもの，襟まわりが大きく開いたデザインのものを用意した方がよいでしょう．

> **ポイント整理**
>
> 方法は2通りあります．まず，患側上肢に袖を通し，頭を通し，健側上肢を袖に通すという順で着せて，患側下の側臥位と健側下の側臥位で衣服を整える方法を示します．その後，患側上肢に腕を通し，健側上肢を袖に通し，頭を出すという順で着せます．

① 袖を手繰る

介助者は，対象者の患側になる袖口から袖を手繰って，介助者自身の腕に通しておきます．

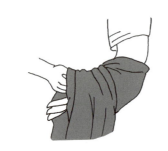

② 患側上肢を通す

指が衣服に引っかからないように，対象者の手を包むように握って，衣服の袖を患側上肢に通します．衣服は，肩までしっかり上げておきます．

患側上肢や肩関節に痛みがある場合は，上肢をできるだけ動かさずに，衣服を上げます．肌着の袖がずり上がらないように注意します．

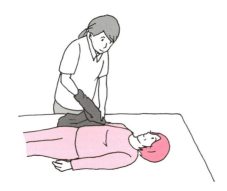

③ 頭を通す

襟まわりを広げて頭を通します．頭は下から支え，降ろすときはゆっくりと下ろします．髪が乱れた場合は直します．

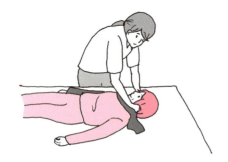

1. 更衣場面　105

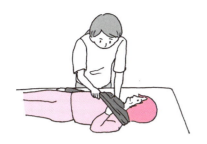

④ 健側上肢を通す

　健側上肢を誘導し，衣服の健側の袖に通します．肌着の袖がずり上がらないように注意します．

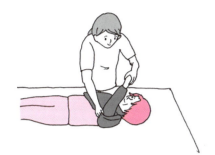

⑤ 前面の衣服を下ろす

　衣服に健側の肩を入れます．首の後ろと胸部は，衣服の裾を下ろせるだけ下ろしておきます．

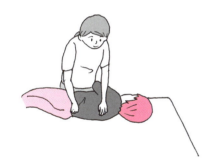

⑥ 健側の衣服を下ろす

　患側下の側臥位にします（▶27～29ページ参照）．健側の体側と背部の衣服を下ろします．

　衣服の背側やシーツに皺やよれがないようにします．その後，背臥位に戻します．

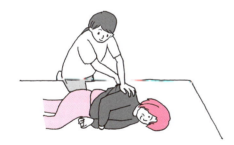

⑦ 患側の衣服を下ろす

　健側下の側臥位にします（▶27～29ページ参照）．患側の体側と背部の衣服を下ろします．

　衣服の背側やシーツに皺やよれがないようにします．その後，背臥位に戻します．

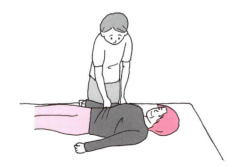

⑧ 衣服を整える

　前面の衣服の裾を下ろし，整えます．衣服の肩や脇の縫い目を，身体の肩や体側に合わせ，襟まわりを整えます．

　髪の乱れや，患側上肢の位置を修正します．

> 2つ目の方法を示します．患側上肢→健側上肢→頭を入れるという手順で，その後は，前述の手順と同じです．〔右片麻痺の場合〕

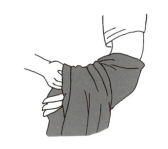

① 袖を手繰る（前述の方法と同じ）
　介助者は，対象者の患側になる袖口から袖を手繰って，介助者自身の腕に通しておきます．

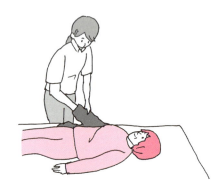

② 患側上肢を通す（前述の方法と同じ）
　指が衣服に引っかからないように，対象者の手を包むように握って，衣服の袖を患側上肢に通します．衣服は，肩までしっかり上げておきます．
　患側上肢や肩関節に痛みがある場合は，上肢をできるだけ動かさずに，衣服を上げます．肌着の袖がずり上がらないように注意します．

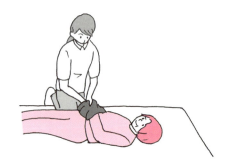

③ 健側上肢を通す
　健側上肢を誘導し，衣服の健側の袖に通します．衣服は，健側肩までしっかり上げておきます．
　肌着の袖がずり上がらないように注意します．

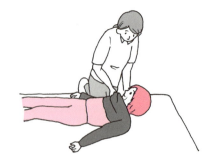

④ 頭を通す
　襟まわりを広げて頭を通します．頭は下から支え，降ろす時はゆっくりと下ろします．髪が乱れた場合は直します．

　これより先は，前述の手順⑤～⑦を繰り返します（▶105ページ）．

> **こんな時・・・・**
>
> **健側の肩関節や頚部に痛みや可動域制限がある場合**
>
> 健側肩関節の挙上や頚部前屈に痛みや可動域制限がある場合，臥位でのかぶりシャツの着衣動作には困難が伴います．健側の肩の動きが少なくてすむように，伸縮性のある素材の衣服や大きめのサイズの衣服を用意してもらいましょう．ポロシャツのように，ボタンをはずすと首まわりが広がる服もよいかもしれません．

リスク管理と心構え

身体の下のシーツや，衣服と肌着の背の部分に皺がよらないようにしましょう．不快感の原因となります．さらに，身体を動かせない人では，褥瘡の原因となることもあるので注意が必要です．

D．臥位の脱衣〔右片麻痺の場合〕

臥位でかぶりシャツを脱がせる方法です．方法は2通りあります．

かぶりシャツは，前開きシャツに比べて着脱が難しくなります．臥位でかぶりシャツを着脱する際は，伸縮性のある素材のものや，ゆとりのあるサイズのもの，襟まわりが大きく開いたデザインのものを用意した方がよいでしょう．

ポイント整理

健側上肢を袖から抜き，頭を抜き，患側上肢から袖を抜くという順で脱がせて，健側下の側臥位と患側下の側臥位で衣服を整える方法を示します．その後，健側上肢を袖から抜き，患側上肢から袖を抜き，頭を抜くという順で脱がせます．

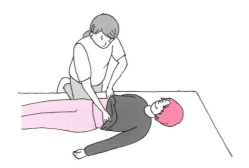

① 前面の衣服を上げる

前面の衣服の裾を，上げられるところまで上げておきます．

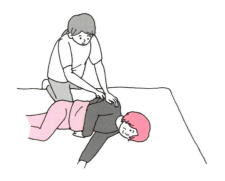

② 患側の衣服を上げる

健側下の側臥位にします（▶27〜29ページ）．片手で肩甲骨付近を支え，もう一方で，患側の体側と背部の衣服を上げます．上がるところまで十分に上げておきます．

肌着とシーツに皺やよれがないようにし，背臥位に戻します．

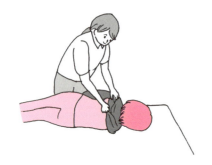

③ 健側の衣服を上げる

患側下の側臥位にします（▶27〜29ページ）．健側の体側と背部の衣服を上げます．上がるところまで十分に上げておきます．

肌着とシーツに皺やよれがないようにし，背臥位に戻します．

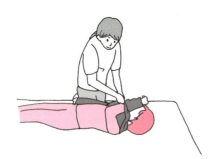

④ 健側上肢を抜く

衣服の裾を上げ，健側上肢を誘導し，袖から健側上肢を抜きます．

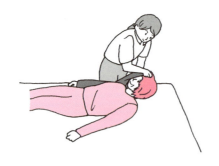

⑤ 頭を抜く

襟まわりを広げて頭を抜きます．頭は下から支え，降ろす時はゆっくりと下ろします．髪が乱れた場合は直します．

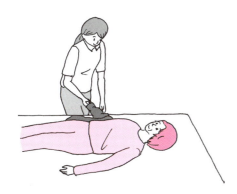

⑥ 患側上肢を抜く

患側上肢から，衣服を抜きます．患側上肢や肩関節に痛みがある場合は，上肢を挙上せずに衣服を抜きます．

> 2つ目の方法を示します．健側上肢，患側上肢，頭の順で脱ぎます．その後は，前述の手順と同じです．〔右片麻痺の場合〕

①～③までは前述と同じため省略します．
(▶ 27～29 ページ ①～③)

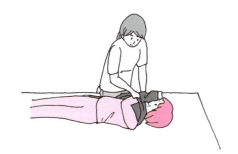

④ 健側上肢を抜く（前述の方法と同じ）

衣服の裾を上げ，健側上肢を誘導し，袖から健側上肢を抜きます．

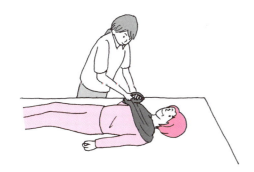

⑤ 患側上肢を抜く

患側上肢から，衣服を抜きます．患側上肢や肩関節に痛みがある場合は，上肢を挙上せずに衣服を抜きます．

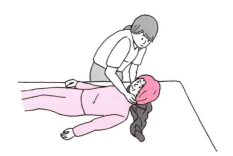

⑥ 頭を抜く

襟まわりを広げて頭を抜きます．頭は下から支え，降ろす時はゆっくりと下ろします．髪が乱れた場合は直します．

> **こんな時・・・**
>
> **健側上肢の機能が保たれていて意欲のある対象者の場合**
> 健側上肢を衣服の袖から抜く動作を，自分で行ってもらいましょう．その際，介助者は，上肢を抜きやすいように衣服を固定しておきます．

> **リスク管理と心構え**
>
> 麻痺側の上肢を身体の下に敷きこまないように注意しましょう．重度の麻痺と感覚障害がある場合，上肢が不自然な位置にあっても，対象者は気付かないことがあります．その後，痛みが生じる原因となる可能性があるので注意が必要です．

（2）下衣

A．座位の着衣

座位でズボンなどをはかせる方法です．殿部から上に引き上げる際に立ち上がってもらうので，転倒に注意が必要です．できる動作は対象者に動きを伝え，自分で行ってもらいます．座位からの立ち上がりが主となります．

> **ポイント整理**
>
> バランスに不安がある対象者に対しては，患側に立って介助をします．立位で行う作業が少なくていいように，座位でできるだけズボンを上げておきましょう．

① ズボンの裾から手繰（たぐ）っておく

指が引っかからないように，あらかじめ，ズボンの裾からウエストの方へ腕を通し手繰り寄せておきます．

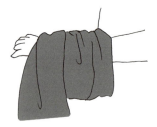

1．更衣場面

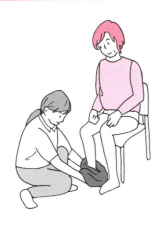

② 患側の下肢を通す

　足部を支え，足部にズボンを通します．その際，足の指に引っかからないようにします．ズボンの裾から，つま先や踵がしっかり出るまで上げておきます．

　対象者の足を大きく上げると，座位バランスを崩す恐れがあるので，必要最低限に留めます．

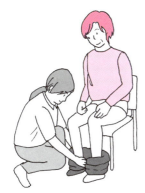

③ 健側下肢にズボンを通す

　反対側のズボンも手繰って，健側下肢に通します．健側の足を高く上げると，対象者の座位バランスを崩す恐れがあるので，必要最低限に留めます．

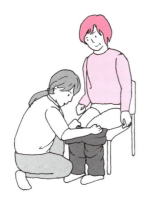

④ ズボンを上げる

　中心がねじれないように注意しながら，左右交互にズボンを上げます．

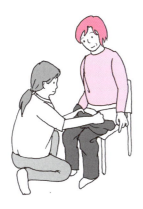

⑤ ズボンをさらに上げる

　ウエスト部分を握って，座位で上げられる範囲までウエスト部分をしっかり上げておきます．

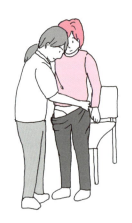

⑥ ズボンを上げる

患側に立ち，立位をとってもらい，ズボンをウエストまで上げます（立ち上がり方は▶35～37ページ参照）．

バランスが悪い場合は，手すりなどにつかまってもらいます．

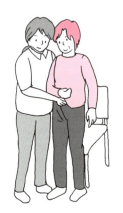

⑦ ズボンを整える

ズボンがねじれたり，股に食い込んだりしないように気をつけます．

ズボンの前後や，ポケットの中袋の位置を整えます．

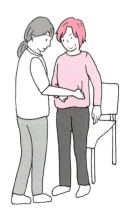

⑧ 上着を整える

肌着や上着を整えます．

こんな時・・・・

立位バランスや座位バランスが不安定な場合には，健側上肢で，手すりや丈夫な家具につかまるようにします．

下肢の関節に痛みや可動域制限がある場合は，伸縮性のある素材のズボンや，幅に余裕のあるサイズのズボンを用意してもらいます．下腿外側にファスナーのついたズボンも，着脱がしやすいと考えます．

1．更衣場面

リスク管理と心構え

下肢を床から不用意に持ち上げると，座位バランスを崩す可能性があります．事前に，下肢を持ち上げることを伝え，体幹の状態も観察しながらゆっくりと持ち上げます．

B．座位の脱衣〔右片麻痺の場合〕

座位でズボンなどを脱がせる方法です．殿部の下まで下げる際に立ち上がってもらうので，転倒に注意が必要です．できる動作は，対象者に動きを伝え，自分で行ってもらいます．

ポイント整理

バランスに不安がある対象者に対しては，患側に立って介助をします．立位で行う作業を少なくして，できるだけ座位で作業を行いましょう．

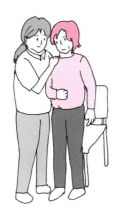

① 立ち上がってもらう．

椅子から立ち上がってもらいます（立ち上がり方は▶35～37ページ）．

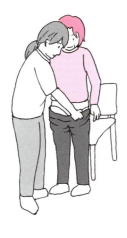

② ズボンを下げる．

ズボンを殿部の下まで下げます．下着を一緒に下げないように注意します．

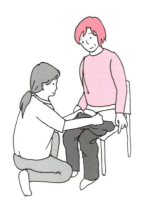

③ さらにズボンを下げる
　座位に戻り，患側と健側交互にズボンを下げます．

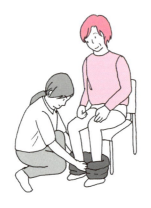

④ 両側を下げる
　ズボンを足関節まで下げ，まとめます．

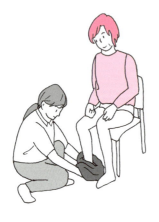

⑤ 健側の下肢を抜く
　健側の下肢を床から浮かし，ズボンを抜きます．健側の足を高く上げると，対象者の座位バランスを崩す恐れがあるので，必要最低限に留めます．

⑥ 患側の下肢を抜く

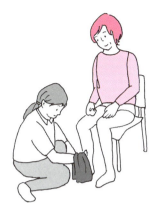

こんな時・・・・

座位で前屈しても転倒の心配がない場合は，ズボンを膝から足首まで下げる動作を，健側上肢を使って自分で行ってもらいましょう．健側足部をズボンから抜く動作も自分で行ってもらいましょう．

リスク管理と心構え

立位でズボンを下げる際は，真直ぐ下に引きましょう．前下方や後下方に引くと，対象者がバランスを崩す原因になります．

C．臥位の着衣〔右片麻痺の場合〕

臥位でズボンなどをはかせる方法です．殿部の上までひき上げる動作がポイントになります．対象者ができる動作は介助者が動きを伝え，自分で行ってもらいます．

ポイント整理

側臥位になってもらう際の安全を考え，患側に立ちます．側臥位にする方法は27〜29ページを参照してください．

患側下肢，健側下肢の順でズボンに通し，側臥位でズボンを腰の上まで上げます．衣服のよれやシーツの皺は不快感や褥瘡の原因となるので，伸ばしておきます．

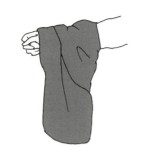

① ズボンを裾から手繰っておく

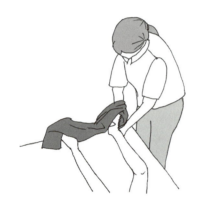

② 患側下肢にズボンを通す
　足部を握り，踵を浮かせて，手繰ったズボンを下肢に移します．

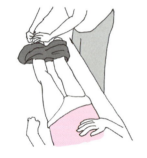

③ 健側下肢にズボンを通す
　ズボンを裾から手繰って，健側下肢に通します．

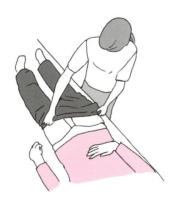

④ ズボンを上げる
　患側下肢，健側下肢とズボンを交互に上げていきます．ウエストの部分も上げられるところまでしっかり上げておきます．

⑤ 側臥位にしてズボンを上げる

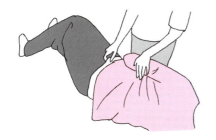

　患側を下にした側臥位にします（▶ 27〜29ページ）．健側の殿部の上までズボンを上げます．患側の上肢を身体の下敷きにしないように注意します．

　上着の皺やシーツのよれを直して，背臥位に戻します．

⑥ 反対側への側臥位にしてズボンを上げる

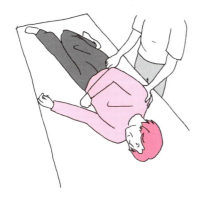

　健側を下にした側臥位にします（▶ 27〜29ページ）．患側の殿部の上までズボンを上げます．ズボンの中心を殿部の中心と合わせます．

　上着の皺やシーツのよれを直して，背臥位に戻します．

⑦ 全体を整える

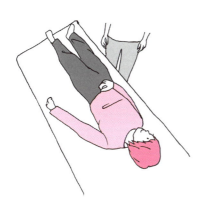

　ポケットの中袋の位置を整えます．ズボンの前と，上着の前を整えます．

　ズボンの裾がきちんと下がっているかを確認して終了です．

こんな時・・・・

　下肢の関節に痛みや可動域制限がある時は，伸縮性のある素材のズボンや，幅に余裕のあるサイズのズボンを用意してもらいます．

リスク管理と心構え

　身体の下のシーツや，ズボン，上着，下着の殿部や背部に皺がよらないようにしましょう．不快感の原因となります．さらに，身体を動かせない人では，褥瘡（じょくそう）の原因となることもあるので注意が必要です．

D．臥位の脱衣〔右片麻痺の場合〕

臥位でズボンなどを脱がせる方法です．殿部から上に引き上げる方法がポイントになります．対象者ができる動作は介助者が動きを伝え，自分で行ってもらいます．

> **ポイント整理**
>
> 　側臥位になってもらう際の安全を考え，患側に立ちます．側臥位にする方法は 27～29 ページを参照してください．着衣の手順と逆の順番で行います．衣服のよれやシーツの皺は不快感や褥瘡の原因となるので，伸ばしておきます．

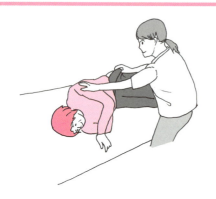

① 側臥位にしてズボンを下げる

　患側を下にした側臥位にし，健側の腰からズボンを下げます．下げられる範囲いっぱいに下げておきます．患側の上肢を身体の下敷きにしないように注意します．

　上着の皺やシーツのよれを直して，背臥位に戻します．

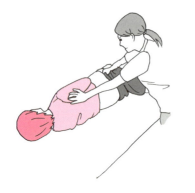

② 反対側の側臥位にしてズボンを下げる．

　健側を下にした側臥位にし，患側の腰からズボンを下げる．下げられる範囲いっぱいに下げておきます．

　上着の皺やシーツのよれを直して，背臥位に戻します．

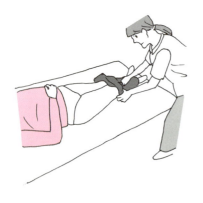

③ さらにズボンを下げる

　健側下肢，患側下肢とズボンを交互に下げていきます．

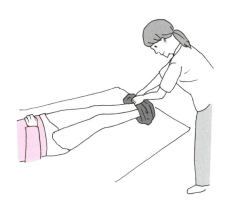

④ ズボンをまとめる
　下げたズボンは，足首でまとめます．

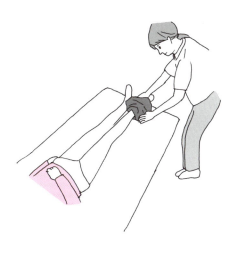

⑤ ズボンを抜く
　健側下肢を下から支えて浮かせ，ズボンを抜いて下肢を下ろします．
　患側下肢からも同様に，ズボンを抜きます．

こんな時・・・・

健側下肢の機能が保たれている場合は，ズボンから健側下肢を抜く動作を，自分の力で行ってもらいましょう．

リスク管理と心構え

　側臥位の際，患側の上肢を身体の下に敷きこまないように注意しましょう．重度の麻痺と感覚障害がある場合，上肢が不自然な位置にあっても，本人は気付かないことがあります．その後，痛みが生じる原因となる可能性があるので注意が必要です．

（3）靴

A．履く

靴を脱いだり履いたりする動作は，椅子座位か端座位で行います．靴の脱ぎ履きのしやすさは，靴のデザインの影響を受けます．したがって，サイズが合っていて，立ち上がりや歩行がしやすい

靴というだけでなく，足を入れる際に，口が大きく開き，マジックテープつきのベルトで簡単にしっかり固定できるものが適しています．

> **ポイント整理**
>
> 　座位が安定していることを確認します．できれば，背もたれのあるいすを用いると後方への転倒が防げるので安心です．健側の足を浮かせると座位のバランスが不安定になり，後方や患側に倒れやすくなるので注意が必要です．
> 　履かせる際には，踵が靴底についていることを確認します．内反足や尖足がある場合，踵が靴から浮いていることがあり，そのまま立ち上がって歩くと危険です．

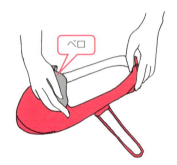

① ベルトを外し，ベロを大きく開く

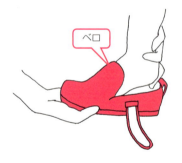

② つま先を奥まで入れる
　親指や小指が靴に引っかからないようにしましょう．

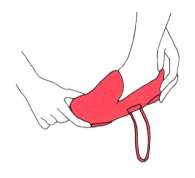

③ 踵を入れる
　踵と靴の間に空間が空かないようにします．つま先と靴の間は少し空間が空くようにしましょう．

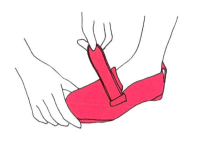

④ ベルトを留める

　ゆるすぎず，かつ，締めすぎないように注意します．

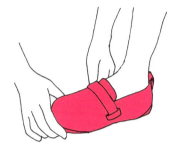

⑤ 終了

こんな時・・・・

　座位で前屈しても転倒の危険がない場合は，靴のマジックテープを自分の健側上肢で留めてもらいましょう．靴が少し大きい時は，厚めの靴下を履いてもらいましょう．

リスク管理と心構え

　靴の履かせ方が悪いと，転倒の危険が高まります．転倒に至らないまでも，歩容（歩き方）が悪くなったり足の変形の原因になったりしますので，注意が必要です．
　靴底が滑りやすい靴や，サイズが合っていない靴は，その旨を伝えて，安全で履きやすく，サイズの合った靴を用意してもらいましょう．

B．脱ぐ

　靴を脱いだり履いたりする動作は，いす座位か端座位で行います．座位が安定していることが重要です．履く動作と逆の手順で脱ぎます．

ポイント整理

　座位が安定していることを確認します．できれば，背もたれのあるいすの方が後方への転倒が防げるので安心です．健側の足を浮かせると座位のバランスが不安定になり，後方や患側に倒れやすくなるので注意が必要です．
　靴を脱がせた後は，浮腫の程度や靴擦れがないかなどを観察します．

① ベルトを外す

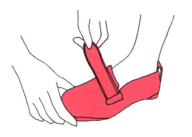

② 踵を靴から抜く

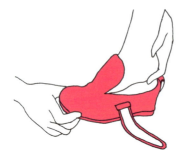

③ つま先を靴から抜く

踵が床にぶつからないように手を添え，静かに下ろします．

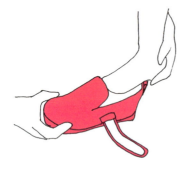

④ 終了

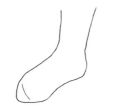

こんな時・・・・

　座位で前屈しても転倒する危険がない場合は，マジックテープを止める動作は健側の上肢を使って自分で行ってもらいましょう．靴から健側下肢を抜く動作も，健側下肢を動かして行ってもらいましょう．

リスク管理と心構え

不用意に下肢を持ち上げると，座位バランスを崩す可能性があります．事前に，下肢を持ち上げることを伝え，体幹の上体も観察しながらゆっくりと持ち上げます．

（4）靴下

A．履く

ここでは，椅子座位で靴下を履かせる方法を示します．椅子座位や端座位，長座位で行う場合は，座位バランスが安定していることが重要です．

足のサイズに合った靴下を選びましょう．汗を吸いやすく，滑りにくい素材が適しています．ゴムが強すぎると身体に食い込み，かゆみや痛みの原因になります．

ポイント整理

座位で行う場合は，座位バランスが安定していることが重要です．床から足底を浮かせると座位のバランスが不安定になり，後方や患側に倒れやすくなります．

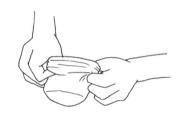

① 靴下は手繰って適度に広げる

対象者の指がひっかからないように気をつけます．

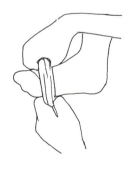

② つま先をきちんと入れる

指先が曲がったり，靴下の先が突っ張ったりしない程度に靴下を引きます．

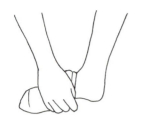

③ 踵を入れる

　足部に沿って靴下を上げていき，踵を靴下に入れます．皺(しわ)がよらないようにします．

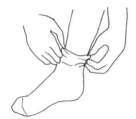

④ 踵と靴下の踵部分を合わせる

　靴下の踵部分が踵と合うように調節します．

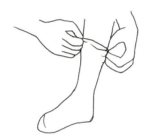

⑤ 上まで上げる

　靴下を上に伸ばします．靴下のゴムがきつい時は，折り返してゴムの部分を足首近くに持っていくと，ゴムの食い込みが軽減できます．

こんな時‥‥

　浮腫がある場合は，ゴムの締め付けが弱い靴下を選びましょう．靴を履かずに，靴下のまま歩くと滑りやすいため，靴下の足底部に滑り止めのついた靴下が適しています．

リスク管理と心構え

　つま先に余裕がないと足の指が曲がった状態になり，痛みや変形の原因になります．靴下を引き上げすぎないようにしましょう．また，靴に隠れる部分に，皺がよっていると，不快に感じるだけでなく，靴擦れの原因になります．皺は伸ばしておきましょう．

B．脱ぐ

ここでは，椅子座位で靴下を脱がせる方法を示します．椅子座位や端座位，長座位で行う場合は，座位バランスが安定していることが重要です．履く動作と逆の手順で脱ぎます．

> **ポイント整理**
>
> 座位で行う場合は，座位バランスが安定していることが重要です．床から足底を浮かせると座位のバランスが不安定になり，後方や患側に倒れやすくなります．靴下を脱がせながら，浮腫の程度や靴擦れがないかなどを観察します．

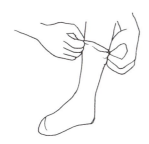

① 靴下の縁を握る

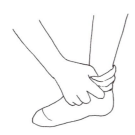

② 靴下を下げる

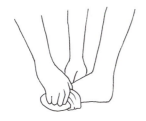

③ 踵を抜く

踵を抜かずに靴下のつま先部分を引くと，靴下が踵に引っかかって抜けなくなることがあります．注意してください．

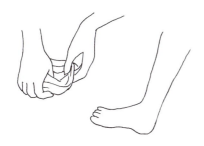

④ つま先を抜く

靴下を小さくまとめて，つま先から抜き取ります．

こんな時・・・・

巻き爪や外反母趾など，触れると痛みを訴える部分がある時は，その部位に触れないように気をつけましょう．

リスク管理と心構え

靴下を脱いだ後の，足のむくみや発赤，靴擦れの情報は，今後の生活動作やリハビリに影響するかもしれない重要なものです．他の介助者などに伝えておきましょう．

2．排泄場面

（1）トイレ

　トイレ便座と車いす間の移乗は，48〜51ページを見てください．ここでは，便座へ移ってから後始末などの排泄に関わる動作を取り上げます．

> **ポイント整理**
>
> 　ズボンの上げ下ろし時には立位姿勢，排泄時には座位姿勢を一定時間とることが求められます．よって，安定した立位姿勢や座位姿勢がとれるように支援していきましょう．
> 　立ちしゃがみ動作時や排泄時は，前傾姿勢をとることで少ない力で立ちしゃがみ動作ができたり，腹圧がかかって排泄しやすくなります．前傾姿勢がとれるようにしましょう．

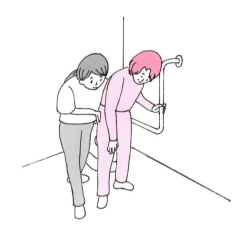

① 便座からの立ち上がり〔右麻痺の場合〕
手すりを持って前傾姿勢のまま立ち上がってもらいます．

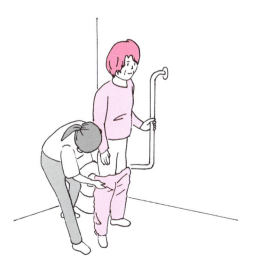

② ズボンと下着を下げる
　立位バランスに留意しながら，ズボンと下着を下げます．

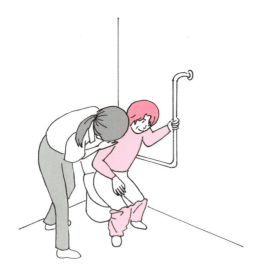

③ 着座
　前傾姿勢を促しながら，ゆっくりと着座してもらいます．

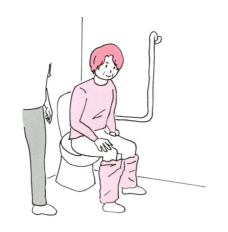

④ ズボンと下着の位置の確認
　ズボンと下着が膝下までしっかりと下がっていることを確認します．

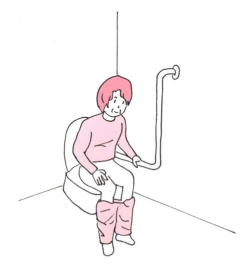

⑤ 座位の安定
　横手すりを持ってもらい，足底がしっかりついているかを確認します．腹圧がかかるように，できるだけ少し前傾姿勢をとってもらいます．座位の安定を確認して，声をかけて退出します．

⑥ 立位の安定

排泄後は，座位で本人にできる限り後始末をしてもらいます．立ち上がる前に膝上までズボンを引き上げておきます．

立ち上がった後，立位が安定していることを確認して，次の動作に移ります．

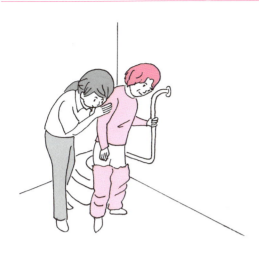

⑦ 後始末

前方から後方へ向けて拭き取ります．

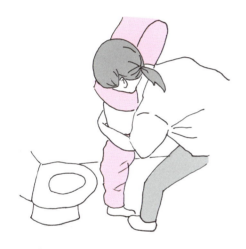

⑧ ズボンと下着を上げる

膝折れなど立位バランスに留意しながら，ズボンと下着をウエストラインまで上げます．

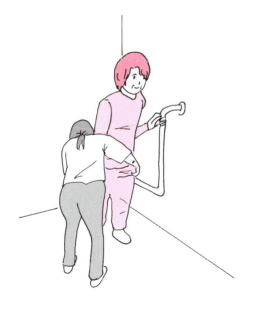

こんな時・・・・

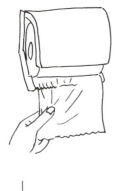

片麻痺の人が片手でトイレットペーパーをちぎる動作は難しいものです〔右麻痺の場合〕. 各メーカーから片手でちぎりやすいペーパーホルダーがいくつか福祉用具として販売されていますので利用するのも一つの手です（左のイラストのものは下に引くと切れるタイプのものです）.

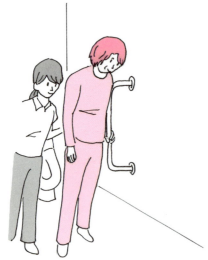

手すりや壁にもたれて，ズボンの上げ下げをすると，立位が安定し，より安全にできることもあります．

リスク管理と心構え

　立ち上がり時（座位から立位へと姿勢が変わる時）は，起立性低血圧を起こすリスクがあるので留意する必要があります．また便座に座っての排泄時も，力(りき)むことによって気分不良や，時間経過とともに座位が崩れる可能性もあるので注意が必要です．

　見守りには，リスクに対応できる心構えを持ちつつも，対象者の恥ずかしさや集中力（人がそばにいると気になる）に配慮した対応が求められます．

（2）ポータブルトイレ

　トイレでの排泄が間に合わない場合やトイレまでの移動が困難な場合，ポータブルトイレを使っての排泄を行います．動作としては，ベッド・車いす間の移乗動作や立ち上がり動作などを組み合わせた応用編になります．

ポイント整理

移乗しやすいようにベッドの横にポータブルトイレを配置します．移乗する前にはポータブルトイレの蓋を開けて準備しましょう．

安全にベッド・車いす間の移乗動作と立ち上がり動作，立位保持や座位保持が行えるように，ベッドに取りつける介助バーやポータブルトイレも使用する前に調整しておきましょう．排泄中は対象者に恥ずかしい思いをさせないように，環境面の配慮もしましょう．

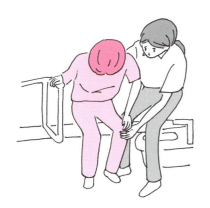

① ベッドからの立ち上がり〔左麻痺の場合〕

対象者に介助バーを持ってもらいながら，前傾姿勢を促して立ち上がり動作を介助します．麻痺があれば，膝折れが起きないように注意しましょう．

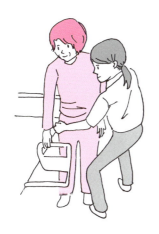

② 方向転換

立ち上がったら，対象者の骨盤を支えながら，方向転換をします．

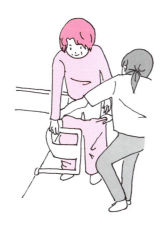

③ ズボン・パンツをおろす

方向転換をして，立位が安定したら，ズボンとパンツを大腿部あたりまで下ろします．

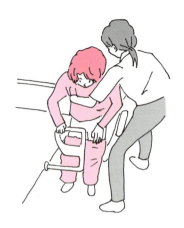

④ 着座

　前傾姿勢を促しながら，体を支えてゆっくりとポータブルトイレの便座に着座してもらいます．

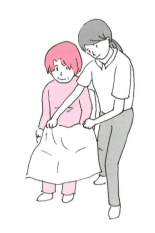

⑤ 配慮と安定した座位

　着座したら，ズボンとパンツを膝下まで下げて，バスタオルをかけるなどして陰部を隠すようにしましょう．座位が安定しているか確認しましょう．

　確認後，対象者の視界に入らないようにするか，退出します．

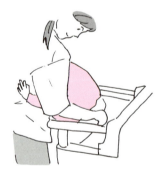

⑥ 後始末

　排泄が終わったら，可能な限り対象者自身に後始末をしてもらい，対象者の体幹を前傾させて，前から後方へ向かって拭き取ります．

2．排泄場面　**133**

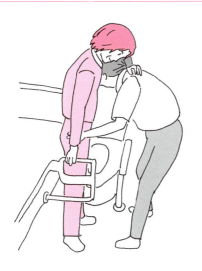

⑦ 立ち上がり，方向転換

手順①②（▶131ページ）の要領で，立ち上がって，ベッド側へ方向転換をします．

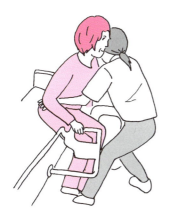

⑧ 着座

前傾姿勢をとりながら，骨盤を支えてベッドへゆっくりと着座してもらいます．

こんな時‥‥

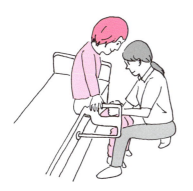

立位が不安定な場合，ベッド端座位の状態であらかじめズボンとパンツを下げておきます．〔左麻痺の場合〕

（A）重心を交互に移すように介助し，殿部を浮かせた側のズボンとパンツをずらします．これを交互に行い，大腿部あたりまでズボンとパンツを下げます．

(B)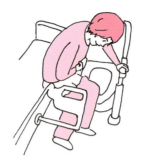

(B) ポータブルトイレのひじ掛けを持ってもらい，前傾姿勢を促しながら，殿部が軽く浮いたところで，殿部をずらすようにポータブルトイレの便座へ移乗してもらいます（C）．〔左麻痺の場合〕

(C)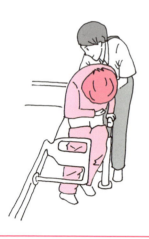

リスク管理と心構え

　トイレと違って，すぐに流すことができないため，臭いに対する配慮が必要になります．病院や施設の他床室であれば，他者に対する配慮も必要となります．消臭剤を使ったり，できるだけ早く排泄物の処理をしたりしたほうが良いでしょう．
　ポータブルトイレでの排泄ができるようになったら，身体機能の評価に基づいて，日中はトイレでの排泄を試みるなど，排泄方法の検討をしていきましょう．

(3) 尿器

　尿意はあるものの，座位保持が困難な場合やベッド上で安静にしなければならない場合に尿器を使用して排泄をします．

ポイント整理

　排泄しやすいように，側臥位をとるか，仰臥位であればベッドを少し起こします．姿勢が安定するように支援しましょう．
　尿が漏れないように外陰部に尿器を密着するように当てましょう．

A. 仰臥位

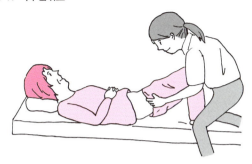

① ズボンとパンツを下ろす
膝を屈曲させ，殿部を浮かせてもらいます．ズボンとパンツを下ろします．

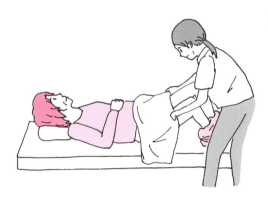

② バスタオルをかける
下半身の保温と隠すために，バスタオルをかけます．

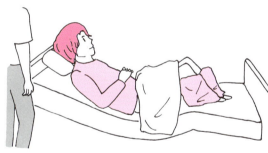

③ ベッドを起こす
全身がずれるのを防止するために，ベッドのギャッジアップの足上げを行ってから，次に背上げを行います．

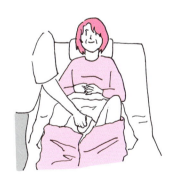

④ 外陰部に尿器を当てる
尿がこぼれないように，尿器を外陰部に密着させるように当てます．

B．側臥位

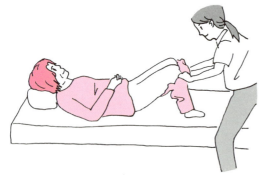

① ズボンとパンツを下ろす
膝を屈曲させ，殿部を浮かせてもらいます．ズボンとパンツを下ろします．

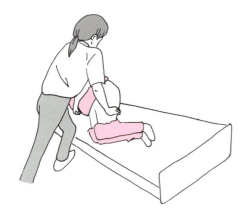

② 側臥位をとる
不安定な時は，背中にクッションを入れるなどして安定させます．

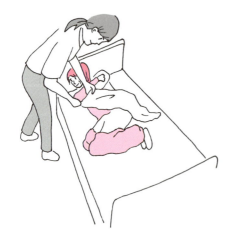

③ バスタオルをかける
下半身の保温と隠すために，バスタオルをかけます．

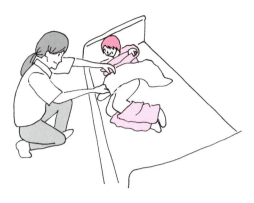

④ 外陰部に尿器を当てる

尿がこぼれないように，尿器を外陰部に密着させるように当てます．

こんな時‥‥

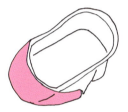

女性は，尿器の扱いが難しく，尿がこぼれやすいので，差し込み便器を使うこともあります．また，排便時は差し込み便座と合わせて尿器を当てます．

リスク管理と心構え

尿がこぼれてしまう可能性が高いので，マットレスの上に防水シーツを敷いた状態で使う方が良いでしょう．できるだけリラックスした状態で排尿ができるように，姿勢を安定させるようにしましょう．

（4）おむつ

座位保持が可能で，何かにつかまって介助で立てるレベルまでの対象者が「A．パンツ型」のおむつの使用に向いています．介助でも立位が困難であれば，「B．テープ型」のおむつの使用が向いています．パンツ型は座位，テープ型は臥位での装着方法を取り上げます．

ポイント整理

対象者の身体能力（座位保持や立位が可能かどうか）に合わせて，パンツ型かテープ型のおむつを選択します．パンツ型は更衣場面（▶110～119ページ）を参考に，テープ型は起居場面（寝返り）（▶27～29ページ）の動作介助の応用編です．漏れを防止するため，ギャザーを立てることやおむつの当て方に注意しましょう．

A．パンツ型

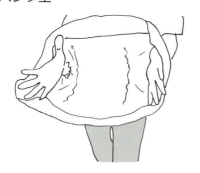

① おむつの準備
おむつの下肢を通す両穴から手を入れて，おむつをいったん広げて，尿漏れ防止ギャザーを立てます．

※漏れを防止するために重要な作業です．

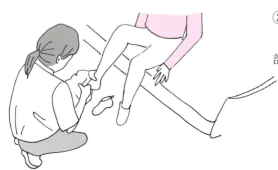

② 片足に通す準備
おむつの下肢を通す部分に手を入れ，ウエスト部分を広げながら，対象者の片足を持ちます．

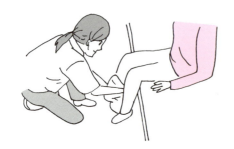

③ 片足に通す
対象者の下肢を持ったまま，おむつを上方へ引き上げて対象者の片足を通します．麻痺がある場合は，麻痺側から通します．

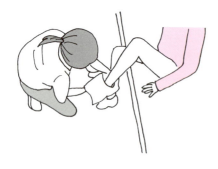

④ 両足に通す
同じように，もう一方の下肢を通します．

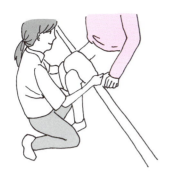

⑤ 引き上げる
大腿部辺りまでおむつを引き上げます．

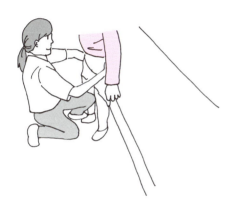

⑥ 立ち上がる
対象者に手すりなどを持つように伝え，前傾姿勢をとるようにして立ち上がってもらいます．

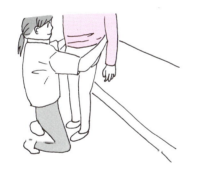

⑦ 腰の位置まで引き上げ
対象者の立位の安定性に留意しながら，おむつを腰の位置までしっかりと引き上げます．

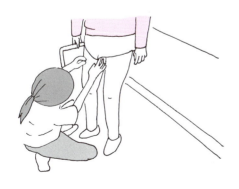

⑧ 確認
ウエストラインまでしっかりと上がっているか，衣服が挟まっていないか，鼠径部のギャザーがよれていないかを確認します．

B．テープ型

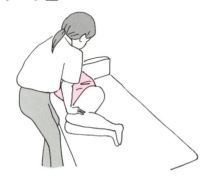

① 側臥位をとる
寝返り介助（▶27〜29ページ）の要領で側臥位をとります．

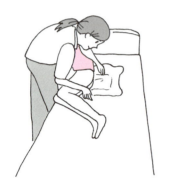

② おむつを当てる
前後を確認し，ウエストラインと中心線を合わせておむつをベッド上に広げます．対象者側のおむつは軽く寄せておきます．

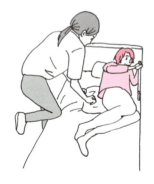

③ おむつの側方引き出し
対象者の体を反対側に寝返り介助し，寄せておいたおむつを広げます．中心線と対象者の殿部の中心と合っているか確認します．ずれている場合は，対象者の体位変換を繰り返して合わせます．

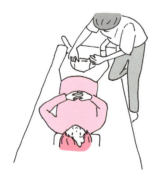

④ おむつの前方引き出し
ギャザーを立てて，鼠径部に沿わせるようにします．

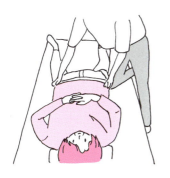

⑤ 前部分を整える

引き出したおむつの前部分を左右に広げ,皺を伸ばして,体にフィットするようにします.

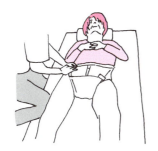

⑥ テープ止め(下部分)

下部分のテープを下方から斜め上方へ留めるようにします.

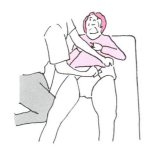

⑦ テープ止め(上部分)

上部分のテープを上方から斜め下方へ留めるようにします.

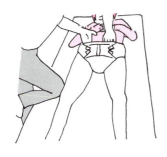

⑧ 確認

ウエスト部分がきつくないか(指一本分が入るか)確認します.

こんな時・・・・

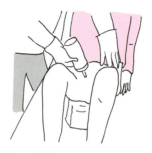

おむつを使用していると，陰部は不潔になりやすく，皮膚のただれや尿路感染などのリスクが高まります．そこで，予防的に「陰部洗浄」もおむつ交換時に合わせて行うことが望ましいです．

洗浄器にぬるま湯を入れて，陰部にやさしくかけ流します．

リスク管理と心構え

おむつの位置のずれを直そうと，無理に引っ張ると皮膚に摩擦を起こし，褥瘡の原因となります．無理に行わず，必ず体位変換を行って，おむつの位置を直しましょう．

また，褥瘡などの皮膚トラブルは早期に発見することが重要です．おむつ交換の際にかぶれや発赤などの皮膚トラブルがないか，合わせて観察しましょう．

3．入浴場面

（1）洗体

　入浴の目的は，①身体を清潔にする，②全身の観察，③爽快感を感じてもらうことです．入浴時に身体を洗うことを，洗体または洗身といいます．ここでは，洗髪も含みます．
　お湯は一般的に，対象者の心臓から遠い部分から中心に向かってかけていきます．洗う際は，身体の上部から下へと進めていきます．羞恥心への配慮も必要です．

> **ポイント整理**
>
> 　シャワーは温度を調整し，介助者自身の手で確認した後，少しずつ対象者に掛けていきましょう．その際，対象者に"熱い""ぬるい"を尋ね，必要があれば，再度温度を調節します．
> 　洗髪，洗顔，上半身，下半身の順番に洗います．痛みのある部分を洗う際は，注意が必要です．できれば，対象者自身で洗ってもらいましょう．

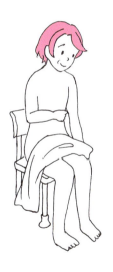

① 準備〔右片麻痺の場合（②～⑪も同様）〕
　脱衣室，浴室を十分に暖めておきましょう．シャワーチェアやバスボードもお湯をかけて温めておきましょう．
　脱衣（▶94または103ページ）を介助しながら，皮膚の観察を行います．
　浴室へ移動し，シャワーチェアに腰掛けたら，腰にタオルをかけておきます．

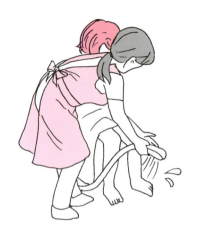

② かけ湯

　かけ湯は，介助者自身の身体で温度を確認した後，心臓から遠いところから掛けていきます．健側の足もとから，患側の足，腰周りと徐々に掛け，上半身は，ご自分の健側上肢を使って掛けてもらいます．

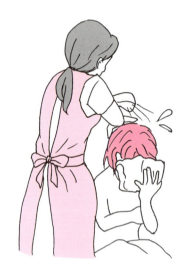

③ 頭髪を濡らす

　お湯が目に入らないように，下を向いてタオルで目を押さえてもらいます．シャワーで頭髪を万遍なく濡らします．

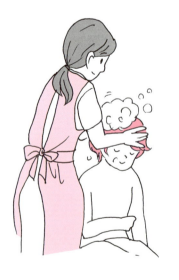

④ 頭髪を洗う

　シャンプーを泡だて，頭髪を洗います．頭がグラグラしないように，必ず片方の手で頭を固定してから，片手だけを動かして頭髪を洗います．

3．入浴場面　**145**

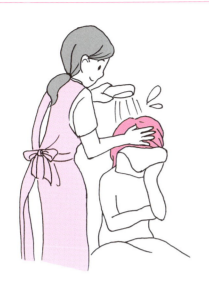

⑤ シャンプーを流す

　お湯とシャンプーが目に入らないように，下を向いてタオルで目を押さえてもらい，シャワーで，シャンプーが残らないように，しっかりと流します．
　痒(かゆ)いところがないか尋ね，あれば，その部分を，特に丁寧に流します．

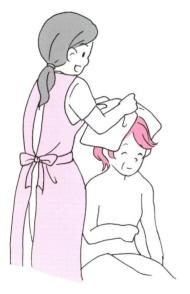

⑥ 水分を取る

　乾いたタオルで頭髪の水分を取ります．

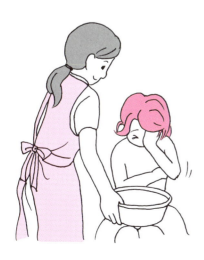

⑦ 洗顔

　洗面器にお湯を溜めて，健側の手で顔を濡らしてもらいます．洗顔料を健側の手に出してあげ，洗顔してもらいます．洗面器のお湯で，洗剤を洗い落としてもらいます．

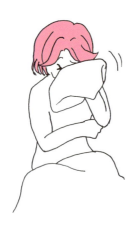

⑧ 顔を拭く
タオルで顔の水分を取ります．

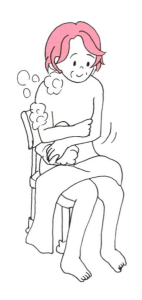

⑨ 頭部以外を洗う
　タオルに石鹼をつけて対象者に渡し，対象者自身で手の届く範囲を洗ってもらいます．その際，身体の上の方から下へと洗い，股間は最後に洗ってもらいます．股間を洗った後はタオルと変えます（例：首から，患側上肢，胸部，大腿，下腿，足部）．
　新しいタオルに石鹼をつけ，健側上肢が届かない部位を洗います．この時も，身体の上の方から下へと洗います．

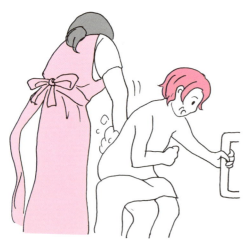

⑩ 殿部を洗う
　立位保持ができる場合：立位で殿部を洗います．
　立位保持ができない場合：体幹を右前方に傾けて左殿部を洗います．体幹を左前方に傾けて右殿部を洗います．

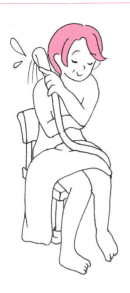

⑪ 石鹸を流す

　シャワーヘッドを渡し，対象者自身で，手の届く範囲の石鹸を流してもらいます．その後，手の届かない部位の石鹸を流してもらいます．殿部を流す場合は，手順⑩を参考に行います．

　床面に残った泡も流しておくと，移動の際に滑る危険性が低くなります．

こんな時・・・・

　手すりを握って立位保持ができる場合は，この姿勢で，殿部を洗うこともできます．麻痺側の手が開かずに握ったままになっている場合，不潔になりやすいので，ゆっくりと開いて，よく洗ってあげましょう．

　身体を石鹸でゴシゴシ洗うと，皮脂が取れすぎて，入浴後に痒くなることがあります．乾燥する季節は特に，洗いすぎに注意をしましょう．

リスク管理と心構え

　浴室は，事故の起こりやすい場所です．入浴前の体調チェックや，浴室をあらかじめ暖めておくなどの準備が重要です．

　浴室の床は濡れており，石鹸の成分が残っているとさらに滑りやすくなっています．体の石鹸を流したあとは，浴室の床の石鹸の泡も流してしまいましょう．

　シャワーの温度は，常に注意しておきましょう．ちょっとした不注意で火傷させてしまう可能性があります．お湯の温度は，必ず自分の皮膚で確認しましょう．事前に体調を確認し，不安があるときは責任者に入浴の可否を確認しましょう．準備として，寒い時期は脱衣室や浴室，シャワーチェアなど身体に触れるものを暖めておきます．

　褥瘡や出血，内出血，体液が出ている湿疹，皮膚の壊死があれば，必ず看護師に見てもらって指示を仰ぎましょう．

（2）浴槽

A．入る動作〔右片麻痺の場合〕

シャワーチェアから湯船につかるまでの動作です．身体能力や用いる介護機器の種類によって，いくつかの方法がありますが，ここでは，シャワーチェアとバスボード，浴槽台を用いる方法を紹介します．

> **ポイント整理**
>
> 患側を介助するために，健側が浴槽側になるようにシャワーチェアを置きます．浴槽内で，立位からしゃがむ際は，バスボードを外し，浴槽台に腰をおろします．自分でできるところは手順を伝えて自身で行ってもらいましょう．
>
> 健側下肢を床面から浮かせると座位バランスが低下するので，転倒に注意が必要です．

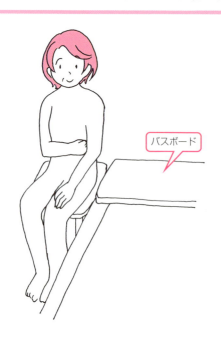

バスボード

① 準備

対象者の健側が浴槽側になるように，シャワーチェアを浴槽にぴったりとつけます．シャワーチェアは，浴槽の縁の高さと同じで，対象者の足底が床につく高さにします．

浴槽には，バスボードを渡します．バスボードの下に浴槽台を沈めておきます．

お湯の温度を，必ず自分の手で確認しましょう．

② 健側下肢を浴槽に入れる

　健側下肢を浴槽内に入れてもらいます．健側上肢に体重を乗せて殿部の加重を減らし，バスボードの方に殿部を移動させてもらいます．

　バランスを崩さないように，患側を支えます．

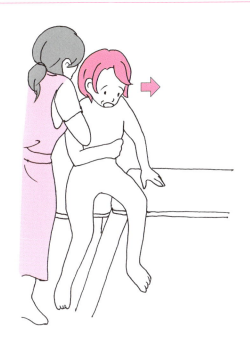

③ 患側下肢を浴槽に入れる

　患側下肢を下から支えて，浴槽に入れます．患側下肢を必要以上に高く上げると，後方に倒れやすくなります．

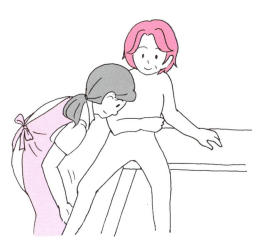

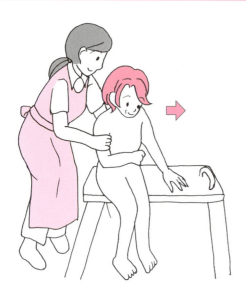

④ バスボードの真ん中に移動する

　健側上肢に体重を乗せて，殿部の加重を減らし，バスボードの中央に殿部を移動させます．

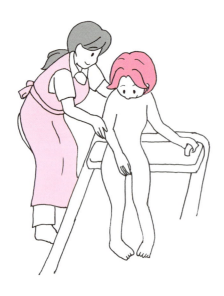

⑤ 立ち上がる

　健側上肢は，浴槽の縁か手すりを握って，浴槽内で立ち上がります．

　足底が滑らないように，浴槽の底に「滑り止めマット」を敷いておく方法もあります．

3．入浴場面　**151**

⑥ **バスボードを外す**

　浴槽内で立位を保持してもらい，バスボードを外します．

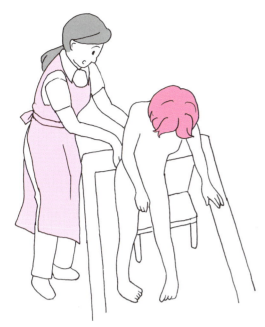

⑦ **入浴台に座る**

　ゆっくりと腰を下ろし，入浴台に座ってもらいます．

　浮力で体が浮いて溺れることがあるので，対象者が湯船につかっている間も，対象者から目を離さないようにしましょう．

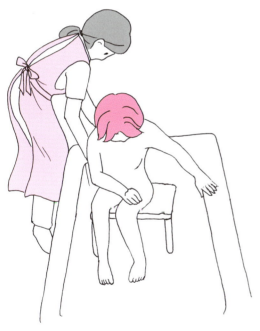

こんな時・・・・

　浴槽の縁の幅が広い場合や，エプロンがある場合は，そこに腰掛けましょう．浴槽の縁が狭いときは，バスボードを使いましょう．

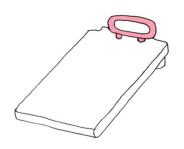

- **バスボード**：左右にずれて浴槽に落ち込むことがないように，浴槽の幅に合わせて，裏のストッパーを調節しておきます．

　浴槽内での立ちしゃがみが難しい場合は，浴槽台を用いるとよいです．

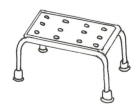

- **浴槽台**：湯船につかるときに，腰掛ける台です．図は，浴槽の底面に吸盤で張り付くタイプのものです．

　浴槽奥に手すりがあれば，積極的に使用しましょう．
　湯船につかっているときは横手すりを握り，立ち上がる時は，縦手すりを使うと便利です．

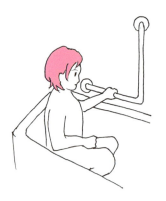

浴室内の移動

浴室内の移動は，居室の移動よりも危険です．浴室は床が濡れており，石鹸成分が残っているとさらに滑りやすくなります．対象者がバランスを崩した時も，体が濡れていて滑って支持しにくくなっています．

居室内歩行がかろうじて可能という対象者は，浴室内では手すりを用いるか，シャワーキャリーを用いて介助移動とする方法が安全です．

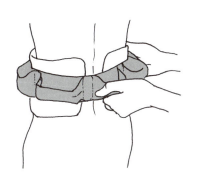

- **入浴用ベルト**：濡れてもよい素材で作られたベルトで，裸で装着できるようになっています．これを用いると，対象者をしっかり支えることができます

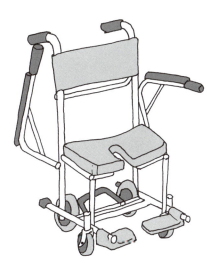

- **シャワーキャリー**：材質など様々なものがあります．座面の中央部に窪みを設けた製品や，形を便座状とし，陰部が洗いやすいようにした製品もあります．キャスターの着いており，浴室と脱衣場の段差がない場合，外で脱衣して着座した状態で浴室まで移動できます．

リスク管理と心構え

- 入浴は，体調の変化が生じやすいので，事前に体調チェックを行い，入浴が可能かどうかを責任者に確認しておきましょう．
- 湯船のお湯は，温度ムラがないようによくかき混ぜ，素手で温度を確認しておきましょう．
- 湯船につかると血圧が変動します．対象者が湯船につかっている間も，目を離すことなく，傍についておきましょう．

B．出る動作〔右片麻痺の場合〕

　湯船につかった状態から立ち上がり，シャワーチェアに移るまでの動作です．身体能力や用いる介護機器の種類によって，いくつかの方法がありますが，ここでは，浴槽台，バスボード，シャワーチェアを用いる方法を紹介します．

ポイント整理

　浴槽に入る動作の逆の手順になります．患側を介助するために，患側が洗い場側になるように入浴台に座ります．健側下肢を床面から浮かせると座位バランスが低下するので，転倒に注意が必要です．

　バスボード上で，殿部を麻痺側に移動させる動作は，対象者本人の力だけでは困難です．殿部の皮膚を傷つけないように介護しましょう．

① 準備

　健側上肢は，浴槽の縁か手すりを握ります．浴槽台に腰掛けた状態で，健側の足を引きつけます．

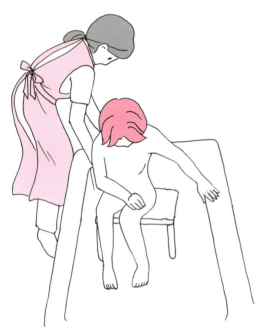

② 立ち上がる

　浴槽の中で，立ち上がります（立ち上がり方▶35〜37ページ）．足が滑らないように注意します．対象者の後ろにバスボードを取り付けます．

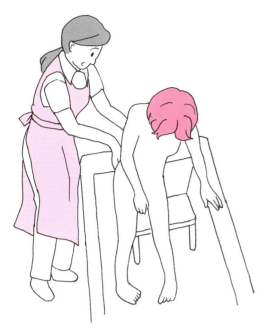

③ バスボードに座る

　バスボードに腰掛けてもらいます．

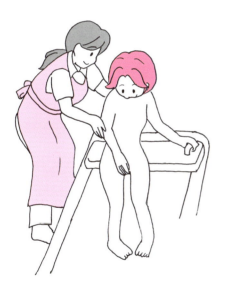

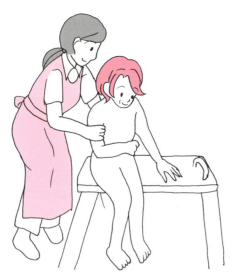

④ 患側への移動

　健側上肢を突っ張って，バスボードを押してもらいます．介助者は，対象者をシャワーチェアの方向に引きます．

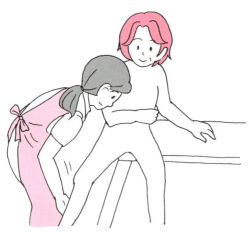

⑤ 患側下肢を浴槽から出す

　患側下肢を下から支えて，浴槽から出します．バランスを崩して後方に倒れないように，背側を支えます．

　患側下肢を必要以上に高く上げると，後方に倒れやすくなります．

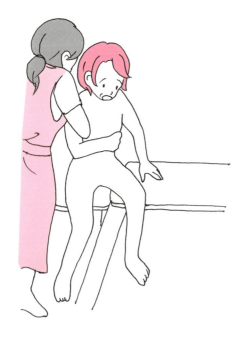

⑥ 健側下肢を浴槽から出す

　殿部をシャワーチェアに移します．健側下肢を，浴槽から出します．自力で下肢が十分に上がらない場合は，介助します．

　バランスを崩さないように，患側を支えます．

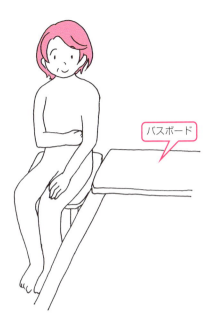

バスボード

こんな時‥‥

　対象者が大柄で，筋力が十分でない場合などは，無理をして1人で介助すると危険を伴います．リフターやホイストがあれば利用しましょう．

リスク管理と心構え

　入浴は体温の上昇を伴い，発汗により体内の水分が失われます．入浴後は水分補給を忘れないようにしましょう．衣服を着ていない場合，対象者の体が濡れている場合，介助者の手が滑りやすいので注意しましょう．

4．整容場面

（1）歯磨き

歯磨きは，歯や歯間に付着した食物残渣や汚れを落とすことです．

> **ポイント整理**
>
> 歯の表面を磨くというよりも，歯に付いた食物残渣を取り除くということを意識して行いましょう．

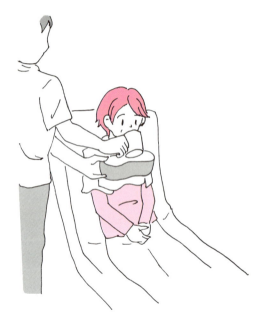

① うがいをさせる

タオルを首から下に置きます．水を口に含んですすぎ，ガーグルベースに吐き出してもらいます．これにより，口腔内を湿らせます．

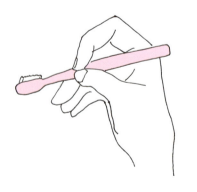

② 歯ブラシを持つ

歯ブラシの毛先を水で濡らして，ペンを持つように歯ブラシを持ちます（力を入れ過ぎないようにします）．

4．整容場面　**159**

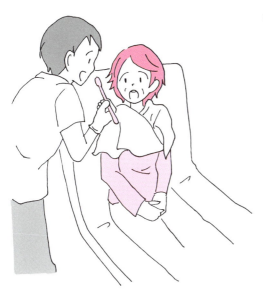

③ **姿勢を整える**
　誤嚥を防ぐために，顎を軽く引いてもらいます．

④ **歯ブラシを歯に当てる**
　歯ブラシの毛先が寝てしまわないように優しく当てます（強く当ててしまうと毛先が寝てしまい，うまく磨くことができません）．毛先を歯に当てたら，細かく小刻みに動かします．

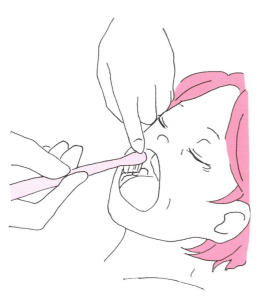

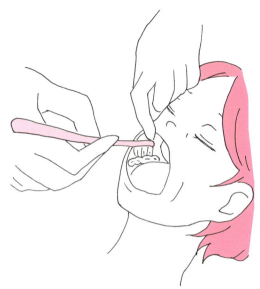

⑤ 歯ブラシで磨く（歯間と歯肉との間）

　毛先を斜め45°にあてて，歯間や歯肉との間を磨くようにします．

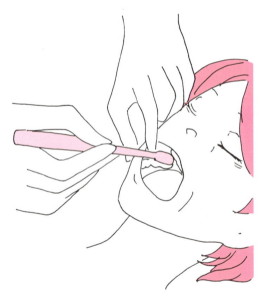

⑥ 歯ブラシで磨く（歯冠の溝）

　歯冠の溝も汚れのたまりやすい部分です．毛先を当てて磨きます．

⑦ 歯ブラシで磨く（舌）

　舌苔を取り除くために，舌に毛先を当てて軽くブラッシングします（強くこすらない）．湿らせたガーゼで拭っても良いです．

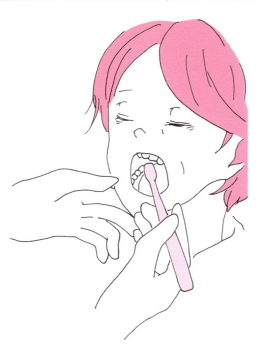

⑧ うがいをさせる

　磨き終わったら，うがいをして口腔内をすすぎます．

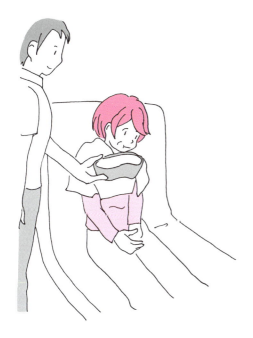

こんな時‥‥

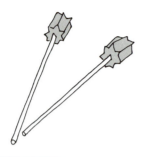

　歯がない対象者や誤嚥のリスクが高い対象者は，スポンジブラシを使って口腔内を清潔にするとよいでしょう．スポンジを水に浸してよく絞って（水分が多いとむせる），歯や歯肉，口蓋や舌，頬の内側を拭いて，口腔内を清潔にします．
　誤嚥性肺炎の予防にも有効です．

リスク管理と心構え

　歯ブラシを奥まで入れすぎたり，誤嚥をしたりしないように注意しながら行いましょう．

（2）義歯

　義歯には，全部床義歯（総入れ歯）と部分床義歯（部分入れ歯）があります．義歯は取り扱いを誤ると変形したり傷がついたりするので，取り扱いには十分注意しましょう．

ポイント整理

　歯磨きと同様に，食物残渣（食べ物の残りかす）を取り除くことを意識して行いましょう．強くこすらずに優しく行いましょう．義歯を外している間は，乾燥による義歯の変形を防ぐために水につけておきましょう．

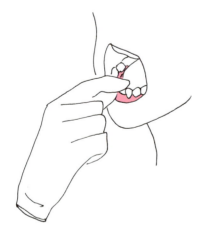

① 義歯を取り外す（下）

　外すときは下の義歯から，着けるときは上の義歯からが基本です．前歯の部分をつまんで，後ろの部分を上げて浮かすようなイメージで行うとよいでしょう．

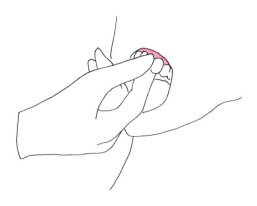

② 義歯を取り外す（上）

　上の義歯は後ろの部分を下げるようにすると外れます．

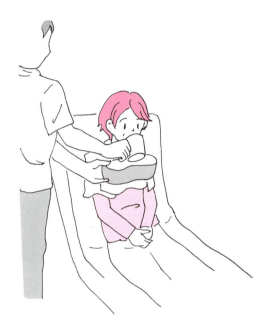

③ うがいをさせる

　義歯を外したら，対象者にはうがいをしてもらい，口腔内の歯磨きをしてもらいます．

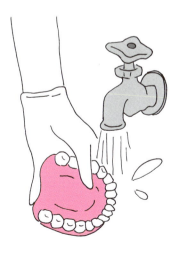

④ 水で流す

　流水で義歯の汚れを落とします．

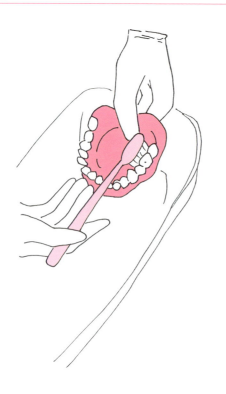

⑤ ブラッシングをする

　入れ歯用のブラシを使って汚れを落とします．強くこすらず，優しく行います．

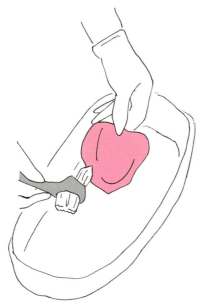

⑥ ブラッシングをする

　義歯と歯肉が接する部分も丁寧にブラッシングしましょう．特に食物残渣がたまりやすい場所です．

4．整容場面 **165**

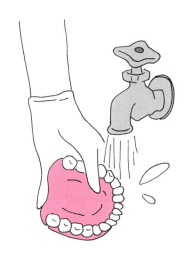

⑦ **水で流す**
　流水で最後に洗い流します．

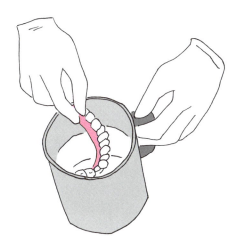

⑧ **保管する**
　コップまたは専用のケースに水を入れて保管します．

こんな時・・・・

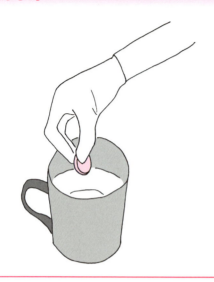

口臭予防やカビの繁殖を防止するために，定期的に義歯洗浄剤を使って清潔にしましょう．説明書に従って，必ず洗浄剤を溶かしてから，義歯を入れましょう．

リスク管理と心構え

- 熱いお湯につけてしまうと義歯が変形するので，水かぬるま湯につけるようにしましょう．
- 歯磨き粉を使用すると，義歯を傷つけるので絶対に使わないようにしましょう．

（3）爪切り

爪が伸びていると，無意識に皮膚をひっかいて傷つけたり，衣服に引っかかって爪が割れたりします．また，身だしなみのためにも爪をきれいに整えることは重要です．

ポイント整理

よく爪の状態を観察して，無理に爪を切ろうとせず，少しずつ切りましょう．

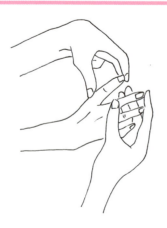

① 爪を確認する

照明を明るくして，爪の生え方を観察します．

② 横に並んで位置する

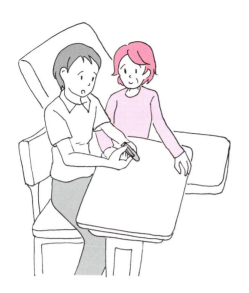

正面ではなくて，横に並んで行います．自分の手の爪を切るのと同じ向きの方が深爪になるのを防止できます．

③ 爪を切る

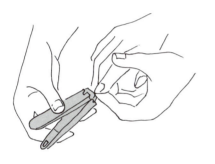

爪と指の間を広げるようにして少しずつ切ります．

基礎知識

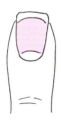

切り方

爪の長さは切りすぎず，先端の白い部分は少し残して真っ直ぐにした，スクェアカットにします．靴下を履くときに引っかからないように角は落とします．両端を切りすぎると巻き爪の原因になります．

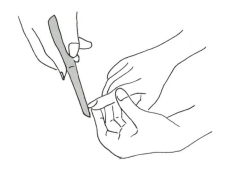

④ やすりがけをする

爪のふちが滑らかになるように，やすりをかけましょう．

> **こんな時・・・・**
>
>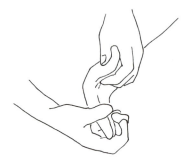
>
> 〔右麻痺の場合〕
>
> 麻痺があると，緊張により手を握りこんで爪を切るのが困難な場合があります．こんな時は，手関節を掌屈させて母指を外転させると，手が開きやすくなります．
>
> 爪が固いと切りにくかったり，割れたりするので，入浴後や手浴後に行うと良いでしょう．切りにくい爪は，無理に切ろうとせず，やすりを使って少しずつ削っていくと良いです．

リスク管理と心構え

爪と皮膚がくっついている場合，皮膚を傷つけてしまうことがあるので，注意しながら行いましょう．

（4）髭剃り

髭剃りは，男性にとって身だしなみを整えて，生活リズムをつくる大切な動作です．

ポイント整理

カミソリを皮膚に強く押しつけないで，滑らせるようにします．剃りやすくするために，皮膚を軽く引っ張ります．

4．整容場面　**169**

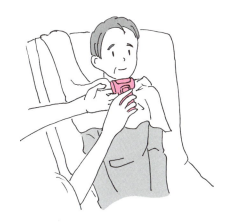

① カミソリを当てる
電気カミソリは皮膚に対して垂直に当てます．

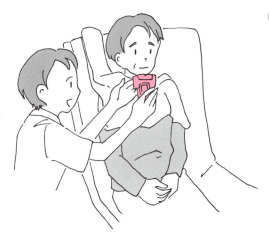

② カミソリで剃る
毛の流れにそって，カミソリを動かします．

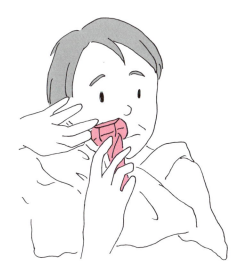

③ カミソリで剃る（口周り）
剃り残しやすい場所ですので，片手で皮膚を伸ばして剃りましょう．

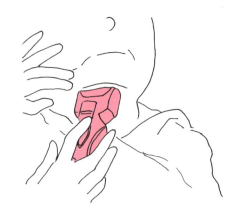

④ カミソリで剃る（顎や顎下）

ここも剃り残しやすい場所ですので，片手で皮膚を伸ばして剃りましょう．

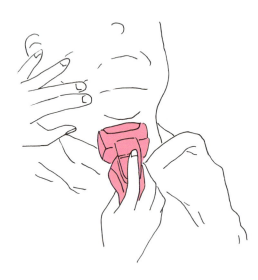

⑤ 確認する

剃り残しがないか確認します．剃りにくい部分は，皮膚を傷つけないように注意しながら，毛の流れに逆らって剃ります（ただし，肌荒れの原因となるので極力避けます）．

こんな時・・・・

電気カミソリを使っていくうちに髭がたまってきます．刃が汚れていたり，詰まってくると剃りにくくなるので定期的に掃除をしたり，防水機能付きの機種であれば，水で洗って清潔にしておきましょう．

皮膚がデリケートな対象者の場合は特に，肌荒れを防止するために髭剃りが終わった後，化粧水やクリーム，ローションでケアをすると良いです．

リスク管理と心構え

髭剃りを行う前に，皮膚の状態を観察し，傷や湿疹などの皮膚トラブルの有無を確認して，トラブルのある箇所は避けるようにしましょう．

電気カミソリには内刃と外刃があります．使用前には破損がないか確認しましょう．定期的な刃の交換も必要になってきます．

（5）整髪

　ここでは，髪の毛をくしやブラシで整えることをいいます．寝癖のついた髪の毛を整えることは，気分も良くなるなど対象者にとって良い効果を期待できます．

> **ポイント整理**
>
> 　くしやブラシの毛先を対象者の頭皮に強く当てないようにして，髪を強く引っ張らないようにゆっくりとブラシを動かします．

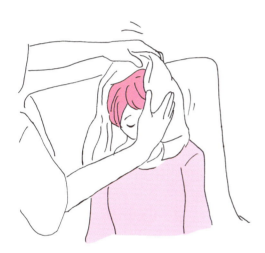

① 髪を濡らす
　寝癖がひどいようであれば，霧吹きをかけるか，蒸しタオルを使用して，髪の毛を濡らします．

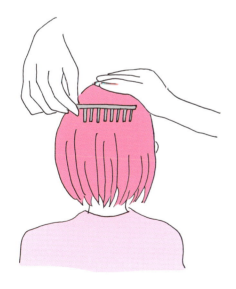

② 髪をとかす
　絡まっている部分に注意しながら毛先から少しずつ根元へととかしていきます．一方の手で根元を押さえながら行うと良いです．

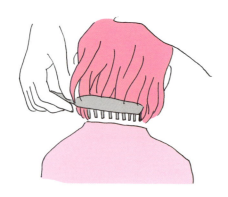

③ 髪をとかす
　襟足部分からとかし，少しずつトップの方を解かしていきます．

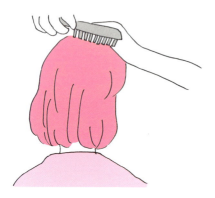

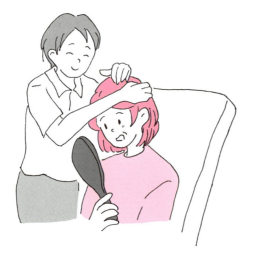

④ 確認する
　終わったら，鏡で対象者に確認してもらいます．

こんな時・・・・

　対象者が男性なら，これまで本人の好んで使っていた整髪料を使ったり，女性なら本人の好みに合わせて髪を結うなどして外出の準備が支援できたら素敵ですね．

リスク管理と心構え

対象者に不快な思いをさせないように，くしやブラシの使い方を知っておきましょう．

Ⅳ 言語聴覚士からの提言

1. 食事場面

（1）姿勢

　食事場面では，姿勢，一口量，食べるスピード，食形態などに着目し，調整を図ります．ここでは，食事時の姿勢について説明しますが，姿勢に関しては，耐久性なども重要な情報となりますので，理学療法士からも意見を求めたりします．

> **ポイント整理**
>
> 　食事姿勢は，対象者の全身状態だけでなく，摂食嚥下機能も考慮し選択していきます．座位からリクライニング0°，30°，45°，60°の仰臥位や側臥位など様々な姿勢の中から個々の対象者に応じて設定することが重要です．

A．座位

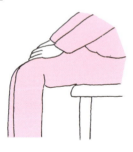

① ひざの角度を調整する

　90°になるようにします（角度を調整する際には一方の手では膝，もう一方の手ではその足のふくらはぎを支えながら行います）．

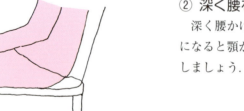

② 深く腰をかける

　深く腰かけさせます．お尻がずれて姿勢が斜めになると顎が上に向き，むせやすくなるので注意しましょう．

1. 食事場面　**175**

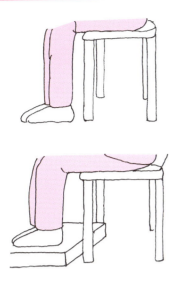

③ 足の裏は，床面にぴったりとつける

足の裏が宙に浮いた状態では，姿勢が安定しません．足が宙に浮く場合には，足の下に薄い台などを置きましょう．

B．リクライニング位

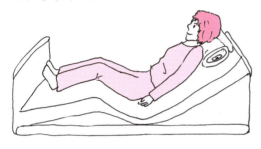

① 体幹角度を確認する

まず，お尻の位置がベッドの真ん中よりも上に位置しているかを確認します．そして，足元の高さを少し上げて，その後，背の位置も少し上げましょう．それをくりかえし設定した角度になるように調整します（▶22ページ）．

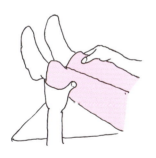

② 除圧を行う

設定した角度になったら，足や背中を一旦持ち上げて，除圧を行いましょう．

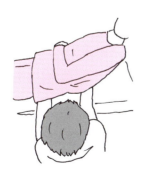

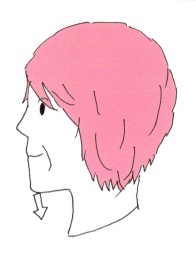

③ 頸部ポジションを確認する

顎を引いてもらいましょう（舌をまっすぐ出した際に床に平行になるように）．

顎が上がっていると，飲食物が気管に入りやすいので注意しましょう．

リスク管理と心構え

安全な食事のためには，安定した姿勢をとることが大切です．リクライニング位は口の中の食べ物が送り込みしやすくなることや気管が前で食道が後ろという解剖学的な位置関係から気管へ食べ物が入りにくくなるという利点があります．しかし，すべての人に効果があるとはいえません．例えば，円背のある人や口腔内保持（口の中で一旦とどめておくこと）が難しい人は，リクライニング位ではない姿勢のほうが誤嚥のリスクが低くなる場合もあります．

リクライニング位をとる必要がある場合，液体は喉へ入っていくスピードが速くなるので，とろみをつけるなどの対処をする必要があります．

（2）介助

食事介助法は，嚥下障害の対象者に安全に安心に食べてもらうための介助者にとって必須の知識です．

ポイント整理

一口量は，多すぎると誤嚥につながります．逆に少なすぎてもゴックンが起こりにくく，食事時間の延長からの疲労に結びつきます．一口量は，対象者の嚥下機能の状態に応じて設定することが重要です．

1．食事場面

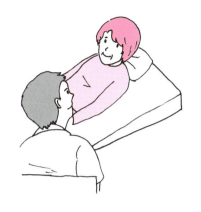

① 目線の高さを合わせる

　介助者が立ったままの状態で介助すると対象者の視線が上を向くと同時に顎が上がってしまいます．顎が上がると，飲食物が気管に入りやすいので，必ず視線の高さは同じにしましょう．

② スプーンを近づける

　対象者にとって斜めの方向からスプーンが視野に入ると驚かれたり，口を開くタイミングがずれたりします．そのため，スプーンに入っている食べ物を見せた後，口の中にやや下方正面から近づけます．

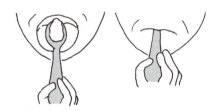

③ スプーンを舌の上に置く

　スプーンは舌全体の中心（舌背）に置きます．そして，口を閉じてもらいます．喉の奥や舌の下には食べ物を落とさないように注意しましょう．

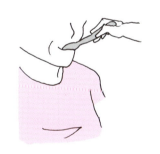

④ スプーンはやや斜め上方向に引き抜く

　スプーンは，やや斜め上方向に引き抜きます．その際，引き抜く方向が上方向過ぎると顎が上がってしまうことがあるため注意しましょう．

こんな時・・・・

麻痺がある場合

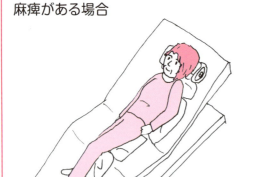

① 麻痺側を高くする

麻痺側のポジションが高くなるように調整しましょう．詳細は，○ページ（背臥位：麻痺がある場合）を参照してください．また，○ページでも示したように必ず顎は引く姿勢をとってもらいます．

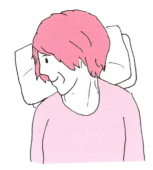

② 横向き嚥下を行う

飲み込んだ際，むせたり，声の質が変化したりした場合は，食べ物が残留したり，誤嚥したりしている可能性があります．その場合には，一度，飲み込んだ後に，まず，右下を向いたままゴックンとしてもらいましょう．次に，反対側も同様に行うことによって，残留した食べ物を取り除きましょう．

＊一側嚥下を行う

食道の入り口の通過障害があり，左右差のある患者に行う姿勢です．まず，①のように麻痺側が高くなるように姿勢をつくります．そして，頸部は麻痺側の方向へ回旋します．この場合，食事介助は麻痺側から行います．

リスク管理と心構え

　安全な食事のためには，次の一口を入れてあげる前に，必ず直前の食べ物を飲み込んだかを確認することが重要です．確認の方法は，必ず喉頭隆起（喉仏）が挙上したかを観察してください．時折，口を開けさせて確認をしている人がいますが，それは非常に危険です．なぜならば，例え，口の中に何も入っていなくても喉の奥に食べ物が停滞している可能性があるからです．

　飲み込みを確認した後は，喉の奥に食べ物が残留していないかを呼吸音や声質を聞いて判断します．もし，湿った声やガラガラした声の場合，残留や喉頭侵入，誤嚥の危険性があるので，軽い咳払いをさせた後，複数回嚥下や横向き嚥下などを実施してもらいます．

（3）食形態

　食形態は嚥下状態に応じて，形態や硬さを調整する必要があります．対象者に適切な食形態を提供できないと誤嚥につながります．

ポイント整理

　一般的に摂食嚥下障害の方がむせやすいのは，さらさらとした液状のものです．それは，口の中に入れると広がりやすく，喉に落ちていくスピードが速すぎるためです．さらさらした液状のものには，適度なとろみをつけて，口の中でまとまりやすい形状にすることが大切です．

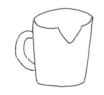

① コップを準備する

　通常のコップでは，飲む際に図のように顎が上がり，むせやすくなります．そのため，鼻の当たる側がカットされたコップを使用することによって飲水時に顎を引いてもらうことができます．

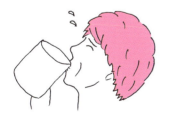

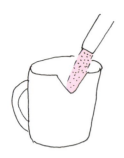

② 増粘剤をコップに入れる

対象者に合わせた適度なとろみに必要な量をあらかじめコップに入れておきましょう．

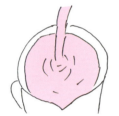

③ ②に液体を注ぐ

計測した液体をコップに注いだ後，スプーンで混ぜましょう．

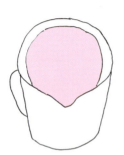

④ とろみがつくまで置く

どの種類の液体に増粘剤を入れるかによって，とろみがつくまでの時間が異なります．一般的にお茶にはすぐにとろみがつきますが，オレンジジュースや牛乳にはとろみが安定するまでに時間がかかります．それぞれの飲み物にとろみがつくまでにかかる時間を把握しておきましょう．

基本知識

- **さまざまな食形態**

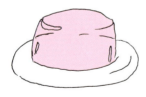

① ゼリーの特徴

ゼリーは密度が均一でベタつかず，口の中で広がりにくく，喉の途中には残留しにくいという特徴があり，一般的に飲み込みやすい食形態です．ただ，口の中でずっと含んでいると溶けてきて水状になったりする危険性もあります．

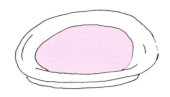

② ペーストの特徴

　ペースト状は口の中でまとまりやすく，ゼリーよりも，喉に落ちていくスピードがゆっくりなので，飲み込みの反射が遅い場合の助けとなります．
　ただ，ゼリーに比べるとべたつきがあるため，途中に残留しやすい食形態といえます．

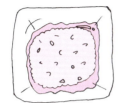

③ 刻み食の特徴

　刻み食は口の中でばらばらになり，食べやすい形を作りにくいので嚥下障害の方には向きません．ただ，歯のない方には，刻み食を出さざる得ない場合もあるでしょう．その場合には，とろみあんを混ぜるなどして，口の中で広がらないようにする工夫が必要です．

リスク管理と心構え

- 安全な食事のためには対象者にあった食形態を選択していくことが大切です．
- 一般的に危険な食形態はさらさら液体（お茶，水など）と液体と固形物をまぜたもの（雑炊，吸い物など）です．理由は，口の中で広がりやすく，液体が喉に落ちていくスピードが速く誤嚥しやすいからです．このような形態のものは，市販の増粘剤を用い，口の中で広がりにくい形態を作ってあげましょう．
- とろみが薄すぎると誤嚥，つけすぎても残留や誤嚥につながります．対象者に合わせてとろみを調整しましょう．

2. コミュニケーション場面

(1) 理解

　言語障害には，失語症，構音障害などがあり，言語障害のタイプにより様々な症状を呈しますが，ここでは言語障害の方とのコミュニケーションのとり方，主に対象者に理解をしていただく方法を提示します．

> **ポイント整理**
>
> 　まず，相手の方がどの程度のことばの理解ができるかをチェックすることが大切です．そのためには，耳が聞こえているか，簡単な日常会話を理解できるか，単語の理解はできるか，短文の理解はできるかなどを確認しましょう．そして，その方のコミュニケーション能力に合わせた対応を心がけましょう．

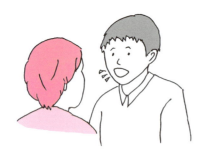

① 耳が聞こえにくい場合

　口元を見せながらゆっくり話しましょう．難聴のため，聞き取りが難しい方に対し，小さな声で早く話してもなかなか伝わりません．口元の動きを見ていただきながら，ゆっくりと大きな声で話すようにしましょう．ただし，単語の途中で不自然に区切るとわかりにくくなるので，注意が必要です．

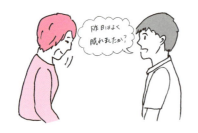

② 簡単な言い回しで問う

　わかりやすい表現で話しかけましょう．例えば，「昨日は熟睡できましたか」ではなく，「昨日は良く眠れましたか」というように，聞き取りやすく，かつ，簡単な表現を使いましょう．

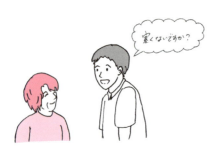

③ 短い言葉で問いかける

　一文の長い問いかけは，文の最初から最後まで覚えておくことが難しい場合もあります．そのため，問いかける一文一文は短くしましょう．

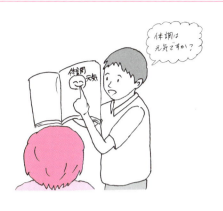

④ 絵や写真を用いて質問する

単語の理解も難しい場合は，絵や写真を用いて理解を促しながら問いかけましょう．

（2）表出

言語障害による表出の障害は，失語症，構音障害でも言いたいことが相手に通じないため対象者にとっては最もストレスが生じる問題です．対象者がどのような方法が最も効率よく意思伝達できるのかを気づく必要があります．

ポイント整理

相手の方がどのような方法であれば意思を伝えることができるかを確認します．例えば，音声で言葉を表現できるか，文字で言葉を表現できるか，他に，YES-NOでの表現，絵の指さしは可能かなど，あらゆる可能性を探っていきます．

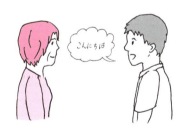

① 挨拶語や名前などの発話が可能か確認する

対象者に対し，「こんにちは」と話しかけ，挨拶語の表出を促します．挨拶語の発話が可能であったら，名前や住所の発話を促します．もし，挨拶語の表出も難しいようであれば，音声言語での言葉の表出は難しいと判断します．

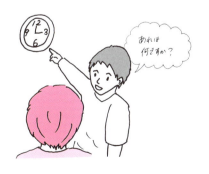

② 単語や短文レベルの表出が可能か確認する

身の回りにある時計や窓などを指さし，名前をたずねてみましょう．それが可能であれば，状況画を見せて説明してもらいましょう．

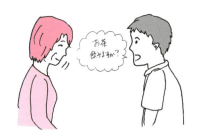

③ YES-NO で反応を引き出す

挨拶語や単語レベルでの発話が難しい場合は，YES-NO 反応で意思を表現してもらいましょう．

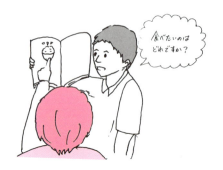

④ 絵や写真を用いて反応を引き出す

絵や写真を提示し，指さし行為を促し，意思を表現してもらいましょう．

リスク管理と心構え

失語症者によく 50 音表を使用させようとする方がいます．失語症者は言葉自体を思いうかべることができないため 50 音表で言葉をつづることはできません．かなりのストレスになります．また判断力も保たれ人格，性格も保たれています．くれぐれも子供扱いしないようにしましょう．

索　引

PPE	18
THA	30

〈あ〉

アームスリング	38
アームレスト	25
アシストグリップ	53
後始末	129
安全確保	47

〈い〉

意識レベル	12
一側嚥下	178

〈う〉

後ろ向き	74

〈え〉

エアマット	34
衛生学的手洗い	16
壊死	147
L字手すり	48
エレベーターへの乗り降り	80
円背	25, 176

〈お〉

おむつ	137

〈か〉

ガーグルベース	158
外陰部	134
回旋	27, 46
階段	71
外転	93
下肢装具	57
肩関節	92
カミソリ	168
関節可動域制限	37
感染予防の3原則	15

〈き〉

刻み食	181
義歯	162
義歯洗浄剤	166
ギャザー	138
キャスター	86
キャスター上げ	79
ギャッジアップ位	22
仰臥位	20
筋緊張亢進	61

〈く〉

くし	171
靴擦れ	121
グラスゴー・コーマ・スケール	12
車いす移動	78
車いすの名称	78

〈け〉

痙縮	61
頸部ポジション	176
血圧	6
肩甲骨	92
肩甲上腕関節	92
肩峰	93

〈こ〉

構音障害	182
喉頭侵入	179
喉頭隆起	179
誤嚥	176
呼吸	9
個人防護具	18
骨盤帯	24

〈さ〉

座位	174
坂道	68
差し込み便器	137
サポートグリップ	53
三角巾	37

3動作歩行 63

〈し〉

支持基底面 62
下着 128
失語症 182
車高 55
ジャパン・コーマ・スケール 12
シャワーキャリー 153
シャワーチェア 143
重心移動 32, 38
1/12勾配（約5°） 85
手掌 93
除圧 23, 175
上衣 90, 100
上方回旋 92
乗用車 52
褥瘡 107
褥瘡予防 34
食物残渣 158
人工股関節置換 30

〈す〉

スクエアカット 167
スタンダードプリコーション 15
ストラップ 59
滑り止めマット 150
ズボン 128
スポンジブラシ 162
ずれ力 23
スロープ 56

〈せ〉

静的基本動作 30
整髪 171
整容 158
接近 48
接近方法 44
摂食嚥下機能 174
舌苔 161
舌背 177
前傾姿勢 127
尖足 120

全部床義歯 162
前輪上げ 79

〈そ〉

増粘剤 180
側臥位 96
鼠径部 139
揃え型 64

〈た〉

体温 10
体幹角度 175
体幹前屈 36
大結節 93
大車輪 86
高這い位 40
立ち上がり 37
縦手すり 48
短下肢装具 57

〈ち〉

長下肢装具 57

〈つ〉

杖の長さ 62
爪切り 166

〈て〉

T字杖 62
ティピングレバー 79
テープ型 140
テープ止め 141
手支持 32
電気カミソリ 169
電車の乗り降り 81
転倒事故 44
殿部 110
殿部の前方移動 35
殿部の離床 36

〈と〉

トイレ 127
動的基本動作 30
トランスファーボード 47

〈な〉

内反足 120

〈に〉

- 臭い —— 134
- 2動作歩行 —— 64
- 2本の杖 —— 77
- 入浴用ベルト —— 153
- 尿器 —— 134

〈ね〉

- 寝返り —— 27

〈は〉

- 背臥位 —— 20, 99
- 排泄 —— 127
- バイタルサイン —— 6
- バスボード —— 148
- バックレスト —— 25
- 歯ブラシ —— 158
- 歯磨き —— 158
- パンツ型 —— 138
- 半腹臥位 —— 29

〈ひ〉

- 髭剃り —— 168
- 膝当て —— 60
- 膝関節のロック —— 60
- 膝継手のロック —— 60
- 肘支持 —— 32
- 皮膚の状態 —— 58
- 標準予防策 —— 15

〈ふ〉

- 腹臥位 —— 29
- 福祉用具 —— 47
- 複数回嚥下 —— 179
- 浮腫 —— 121
- 不整地の移動 —— 80
- フットプレート —— 37
- 部分床義歯 —— 162
- ブラシ —— 171
- ブラッシング —— 164

〈へ〉

- 平地 —— 78
- ベルトの装着 —— 58
- ベロ —— 120

〈ほ〉

- 方向転換 —— 67
- 方向変換 —— 49
- ポータブルトイレ —— 130
- 歩行器 —— 65
- ポジショニングピロー —— 20
- ポジション —— 38

〈ま〉

- 前型 —— 64
- 松葉杖 —— 63
- 麻痺側 —— 178

〈み〉

- 脈拍 —— 8

〈や〉

- やすりがけ —— 168
- 山側 —— 84

〈よ〉

- 浴槽台 —— 148
- 横向き —— 75
- 横向き嚥下 —— 179
- 四つ這い位 —— 42
- 4脚型歩行器 —— 66
- 4輪型歩行器 —— 66

〈り〉

- リクライニング位 —— 175
- リスク管理 —— 34
- リフト —— 56
- 良肢位 —— 20

著者紹介

◯飯山準一

熊本保健科学大学 図書館長 リハビリテーション学科理学療法学専攻 教授
1995年鹿児島大学医学部卒業．同年リハビリテーション医学講座へ入局し，霧島リハビリテーションセンター，水俣市立湯の児病院，肝属郡医師会立病院，重症心身障害児（者）施設オレンジ学園等での勤務を経て2008年4月より現職．日本リハビリテーション医学会専門医 指導医，日本内科学会総合内科専門医，日本老年医学会老年病専門医．

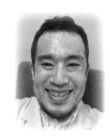

◯久保高明

熊本保健科学大学 リハビリテーション学科理学療法学専攻 教授
1993年宮崎リハビリテーション学院理学療法学科卒業．2005年鹿児島大学大学院理工学研究科システム情報工学専攻修了．1993年4月より埼玉県立総合リハビリテーションセンター理学療法科勤務後，1995年より埼玉県立そうか光生園 訓練課勤務などを経て，2009年4月より帝京大学福岡医療技術学部理学療法学科講師．2011年4月より准教授．2020年4月より現職．

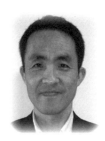

◯中原和美

熊本保健科学大学 リハビリテーション学科理学療法学専攻 准教授
1997年長崎大学医療技術短期大学部理学療法学専攻卒業．2018年長崎大学大学院医歯薬学総合研究科医療科学専攻社会医学講座公衆衛生学分野修了．雪ノ聖母会聖マリア病院，介護老人保健施設聖母の家，帝京大学医療技術専門学校，帝京大学福岡医療技術学部，長崎大学医学部保健学科理学療法学専攻等への勤務を経て，2017年4月より講師．2022年4月より現職．日本理学療法士協会専門理学療法士（生活環境支援理学療法），介護支援専門員．

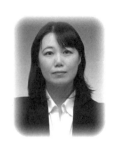

◯吉田真理子

熊本保健科学大学 リハビリテーション学科生活機能療法学専攻 准教授
1981年労働福祉事業団九州リハビリテーション大学校作業療法学科卒業．2010年北九州市立大学博士課程社会システム研究科修了（学術博士）．1981年4月より水俣市立湯之児リハビリテーションセンター，1987年4月より熊本機能病院勤務．1995年4月から労働福祉事業団九州リハビリテーション大学校作業療法学科講師．2009年3月より現職．

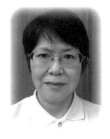

○爲近岳夫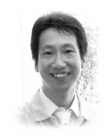
熊本保健科学大学保健科学部 リハビリテーション学科生活機能療法学専攻 准教授
1999年鹿児島大学医療技術短期大学部作業療法学科卒業．2008年広島大学大学院保健学研究科保健学専攻博士課程前期修了．1999年4月より熊本託麻台病院勤務後，老健・精神科病院・特養勤務を経て，2016年9月より講師．2022年4月より現職．

○大塚裕一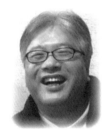
熊本保健科学大学 リハビリテーション学科言語聴覚学専攻 教授
1990年日本聴能言語学院聴能言語学科卒業．2010年熊本県立大学文学部日本語日本文学専攻博士前期課程終了．1990年4月より野村病院勤務後1996年9月より菊南病院勤務，2012年4月より准教授．2020年4月より現職．

○宮本恵美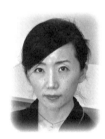
熊本保健科学大学 リハビリテーション学科言語聴覚学専攻 准教授
1997年名古屋福祉専門学校言語療法科卒業．2010年熊本県立大学文学部日本語日本文学専攻博士前期課程終了．1997年4月より菊南病院勤務後，2011年4月より講師．2018年4月より現職．

○戸渡洋子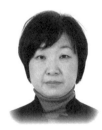
熊本保健科学大学 看護学科 准教授
1988年看護師，1989年保健師・助産師国家資格取得．2000年明星大学人文学部心理・教育学科卒業［教育学学士］．2011年熊本学園大学大学院社会福祉学研究科福祉環境学専攻修士課程修了［福祉環境学修士］．2019年熊本学園大学社会福祉学研究科社会福祉学専攻博士後期課程修了［社会福祉学博士］．1988年より臨床看護師として勤務の後，1998年より日本赤十字社熊本健康管理センター勤務（保健師）．2011年4月より講師．2021年4月より現職．

○高島　利

熊本保健科学大学保健科学部　看護学科　講師

2004年佐賀医科大学医学部看護学科卒業．2004年看護師・保健師国家資格取得．2009年佐賀大学医学部看護学科修士課程修了［看護学修士］．2013年佐賀大学医学部医学系研究科博士課程修了［博士（医学）］．千葉大学医学部附属病院，佐賀大学医学部附属病院等勤務．2016年より現職．

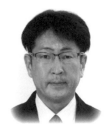

○木村伊津子

熊本保健科学大学　客員教授

1978年労働福祉事業団　九州リハビリテーション大学校作業療法学科卒業．2003年熊本大学大学院文学研究科修士課程地域科学専攻卒業（社会学修士）．精神神経科，リハビリテーション養成校を経て2002年社会福祉法人みどり福祉会設立．2003年から2009年まで社会就労センターワークショップ八代施設長．

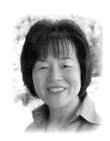

イラスト担当

○加藤麻未

熊本保健科学大学　リハビリテーション科言語聴覚学専攻4年

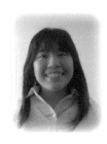

○野尻奈央

熊本保健科学大学　リハビリテーション科言語聴覚学専攻4年

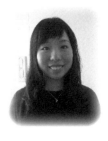

PT・OT・ST イラスト・図解でまるわかり！
「こんなことも知らないの？」と言われないためのリハビリの基本のキホン

2019年6月1日　第1版第1刷ⓒ
2022年8月5日　第1版第2刷

監　修	飯山準一	IIYAMA, Junichi
発行者	宇山閑文	
発行所	株式会社金芳堂	
	〒606-8425　京都市左京区鹿ヶ谷西寺ノ前町34番地	
	振替　01030-1-15605	
	電話　075-751-1111（代）	
	https://www.kinpodo-pub.co.jp/	
印刷・製本	創栄図書印刷株式会社	

落丁・乱丁本は直接小社へお送りください．お取替え致します．

Printed in Japan
ISBN978-4-7653-1787-0

JCOPY ＜(社)出版者著作権管理機構　委託出版物＞
本書の無断複写は著作権法上での例外を除き禁じられています．複写される場合は，その都度事前に，(社)出版者著作権管理機構（電話 03-5244-5088, FAX 03-5244-5089, e-mail: info@jcopy.or.jp）の許諾を得てください．

●本書のコピー，スキャン，デジタル化等の無断複製は著作権法上での例外を除き禁じられています．本書を代行業者等の第三者に依頼してスキャンやデジタル化することは，たとえ個人や家庭内の利用でも著作権法違反です．